# 健康中国战略下流动人口卫生服务协同供给研究

于海燕　俞林伟　著

清华大学出版社
北京

## 内 容 简 介

本书的核心问题是健康中国战略背景下流动人口卫生服务协同供给问题，按照"理论基础—现状审视—逻辑建构—实践问题—解决对策"构建研究脉络。从行政学视角基于"状态—结构—绩效"这条完整逻辑链构建流动人口卫生服务的分析框架，利用流动人口与户籍人口卫生服务专项调查数据分析流动人口与户籍人口在总体健康、卫生服务利用、流行病处置方面的差异。在理顺流动人口卫生服务协同供给的逻辑机理与实现机制后，本书运用复合协同度模型测量流动人口卫生服务供给的协同程度，分析流动人口卫生服务协同供给的实践问题与解决对策，从而确定个体能力、政府驱力、经济动力及社会助力的协同作用是促进流动人口卫生服务获得感的政策方向。

本书内容完整，逻辑性强，适合从事公共服务、卫生管理及社会治理的相关研究人员，管理类专业本科生与研究生，公共服务供给部门的工作人员，社会组织管理人员，企业管理人员以及从事社会管理的其他人员阅读。

**图书在版编目(CIP)数据**

健康中国战略下流动人口卫生服务协同供给研究/于海燕，俞林伟著. —北京：清华大学出版社，2022.10
(2023.5重印)

ISBN 978-7-302-61873-7

Ⅰ. ①健… Ⅱ. ①于… ②俞… Ⅲ. ①流动人口—卫生服务—研究—中国 Ⅳ. ①R197.1

中国版本图书馆 CIP 数据核字(2022)第 175857 号

责任编辑：梁媛媛
装帧设计：李 坤
责任校对：吕丽娟
责任印制：杨 艳

出版发行：清华大学出版社

　网　　　址：http://www.tup.com.cn, http://www.wqbook.com
　地　　　址：北京清华大学学研大厦 A 座　　邮　　编：100084
　社　总　机：010-83470000　　　　　　　　　邮　　购：010-62786544
　投稿与读者服务：010-62776969, c-service@tup.tsinghua.edu.cn
　质量反馈：010-62772015, zhiliang@tup.tsinghua.edu.cn
　课件下载：http://www.tup.com.cn, 010-62791865

印 装 者：北京嘉实印刷有限公司

经　　销：全国新华书店

开　　本：185mm×260mm　　　印　张：12.75　　　字　数：306 千字

版　　次：2022 年 12 月第 1 版　　　印　次：2023 年 5 月第 2 次印刷

定　　价：59.00 元

产品编号：098089-01

# 前言

改革开放 40 多年来，人口流动是我国人口城乡和地区结构变迁的主导因素，流动人口公共服务供给已经全面进入市民化阶段，健康是流动人口增强改革成果获得感的前提。党的十九大报告明确指出"共建共享与全民健康"是建设健康中国的战略主题，全民健康是建设健康中国的根本目的。《中国流动人口发展报告 2016》监测数据显示，流动人口的健康水平正在下滑，应对流动人口健康问题，必须关口前移。习近平总书记特别强调，要向具有稳定就业和居留意愿的流动人口提供基本卫生服务。共建共享是建设健康中国的基本路径，流动人口卫生服务供给需从供给侧和需求侧两端发力，形成维护和促进流动人口健康的强大合力，既要强调资源及利益的协调，也要重视跨部门、跨地域、跨组织的合作。本书的核心问题是健康中国战略背景下流动人口卫生服务协同供给问题，按照"理论基础—现状审视—逻辑建构—实践问题—解决对策"构建研究脉络。

第一，流动人口卫生服务协同供给理论基础与现状审视。

本书从行政学视角基于"状态—结构—绩效"这条完整逻辑链构建流动人口卫生服务的理论分析框架，进而揭示协同结构的影响机理并设计解决策略。

同时利用 2017 年流动人口与户籍人口卫生服务专项调查数据，分析流动人口与户籍人口在健康状况、卫生服务利用及流行病处置方面的差异。通过对流动人口与户籍人口卫生服务享用状况的对比分析及内部享用状态考察，发现流动人口不仅与户籍人口在卫生服务享用中存在巨大差距，而且内部存在明显的群体分化，个体能力、政府驱力、经济动力及社会助力的协同作用是促进流动人口卫生服务获得感的政策方向。

第二，流动人口卫生服务协同供给逻辑机理与实证检验。

本书运用扎根理论分析流动人口卫生服务协同供给的逻辑机理和实现机制，发现"协同认知—协同策略—协同效应"既包括"认知共识—状态现象—互动行动—调节条件—结果产出"的协同供给逻辑，又蕴含"需求合理性分析—需求满足路径—需求满足结果"的需求实现机制。在需求满足中，既要通过资源与利益协同解决协同的动力问题，也要通过主体协同与流程协同提高协同供给能力，同时对于协同供给进行责任约束与政策支持，调节协同策略与协同效应的关系。根据流动人口卫生服务协同供给理论逻辑，运用复合系统模型检验协同效应，结果显示协同度的发展趋势虽呈上升态势，但整体处于不协同状态，目标协同呈现先上升后下降的趋势，利益协同则稳步提升，资源协同、主体协同和流程协同是协同度改善的焦点策略。

第三，流动人口卫生服务协同供给动力的实践问题与推进策略。

协同动力策略通过资源协同和利益协同提升主体的供给意愿。资源匹配是达成协同意愿的外部物质保障，利益相容是个体与组织集体行动的直接动因。在资源协同方面，一是落实常住人口数量作为资源匹配的基本依据。根据本地常住人口数量编制地方和部门预算，将流动人口纳入公共财政的覆盖范围。二是运用地理分析技术制定具体的资源配置依据，根据流动人口卫生服务享用数量和健康结果的地理差距向具体区域精准匹配资源。在利益协同方面，首先，激发利益主体表达合理诉求，赋予利益相关者话语权。其次，政府需综合使用按人口付费和按项目付费两种方式补偿服务提供者，运用区域财政转移支付避免流出地利益受损，同时设立流动人口健康基金。再次，运用显性与隐性组合激励社会力量参与卫生服务供给。直接的显性激励方式是保证社会组织的合理利润回报，间接的显性激励方式是财政补贴与税收优惠；隐性激励方式体现为对企业和社会组织进行声望激励和公共资源支持。最后，运用复合利益调动基层供给人员的积极性。

第四，流动人口卫生服务协同供给能力的实践问题与推进策略。

协同供给能力策略是供给的期望值要素，体现供给主体对完成供给的主观概率判断，多元主体参与及供给流程优化是提升供给完成概率的主要策略。首先，在主体协同方面，一类是政府内利益相关者，中央政府根据健康收益明确划分流入地与流出地的供给责任，流出地与流入地政府根据流动人口迁移前、迁移中和迁移后不同的健康需求匹配卫生服务，同时利用信息技术从内而外地实现供给部门的条块协同。另一类是政府外利益相关者协同供给，流动人口多元化的需求需发挥企业、社区、非营利组织、志愿者、本地居民及媒体的联动作用。其次，在流程协同方面，流动人口卫生服务需构建决策、生产、绩效的全流程供给。决策阶段卫生服务供给主体根据流动人口需求明确供给资源的配置方向。生产阶段负责卫生服务的精益生产，卫生服务生产既包括常规卫生服务，还包括拓展型服务，尤其要依靠市场提高卫生服务的供给效率。绩效环节是对卫生服务供给质量的监督与改进，运用绩效评估工具考察卫生服务供给是否满足了流动人口的健康需求，将流动人口主观感受贯穿于供给流程的始终。最后，依托约束策略及保障策略进行外部调节，约束策略包括政策制定与绩效管理，保障策略通过法律协同和政策协同予以实现，同时鼓励创新型供给方式。

于海燕

# 目录

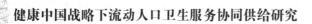

# 第一部分

相关理论阐释与研究框架设计

# 一、研究背景及意义

## (一)研究背景

改革开放 40 多年来，人口流动迁移是我国人口城乡和地区结构变迁的主导因素。《中国流动人口发展报告 2018》显示，我国流动人口规模正在进入调整期，人口流动迁移规模虽然持续增长，但是增速放缓，人口流动趋于稳定化、家庭化，流动人口公共服务供给已经全面进入市民化阶段，流动人口迫切需要增强改革成果的获得感，而健康是流动人口产生获得感的前提。健康是促进人全面发展的必然要求，是经济社会发展的基础条件，为此党的十八届五中全会提出了"推进健康中国建设"的任务要求。党的十九大报告再次明确健康中国战略已进入实施阶段，"共建共享与全民健康"是建设健康中国的战略主题。

全民健康是建设健康中国的根本目的，《"健康中国 2030"规划纲要》强调坚持健康优先，把健康融入所有政策，全方位、全周期保障人民健康。流动人口作为我国适龄劳动人口的主要组成部分，而《中国流动人口发展报告 2016》监测数据却显示其健康水平正在下滑。习近平总书记特别强调要重视流动人口尤其是乡一城流动人口的健康问题，向具有稳定就业和居留意愿的流动人口提供基本卫生服务。流动人口作为健康弱势群体已成为卫生服务供给的重点关注对象。在生理健康方面，流动人口是经过"健康选择"的人口，但缺乏健康风险意识，缺乏劳动保护的工作环境，较差的居住条件又使其存在较大的健康隐患。流动人口不仅是传染病易感人群，而且是职业伤害的高危人群。在心理健康方面，远离家人与熟悉的社会环境，高流动性、高风险性及低社会地位使流动人口更易产生应激障碍。同时，流动人口自身健康素养和卫生意识薄弱，其两周患病率为 16.1%，低于全国平均水平(24.1%)，但流动人口的两周患病者中未就诊比例高达 32%，是全国平均水平(15.5%)的 2 倍(国家卫生健康委员会，2017)。在以预防为主的"大卫生"政策下，卫生服务的充分利用对流动人口的健康具有保障作用，但流动人口卫生服务项目的整体利用率却不高，因此需要精准锁定流动人口卫生服务获得感的影响因素。在现有卫生资源下，根据影响因素对流动人口这一健康弱势群体给予政策支持。

共建共享是建设健康中国的基本路径，流动人口卫生服务供给需从供给侧和需求侧两端发力，形成维护和促进流动人口健康的强大合力，既要强调资源及利益的协调，也要重视跨部门、跨地域、跨组织的合作。通过协同供给满足流动人口的卫生服务需求，这种解决路径是在操作层面对碎片化供给的现实回应。首先，在协同决策中着重解决流动人口的参与能力、政府供给能力及环境能力建设问题，将健康优先融入政策制定中。其次，在协同结构中根据流动人口的流动时间与流动阶段识别其卫生服务需求，一方面通过利益共识及资源配置解决协同动力问题，另一方面通过主体协同与流程协同解决协同能力问题。最后，以法律和政策作为约束条件保障协同供给的运行，最终实现流动人口平等享受卫生服务供给及促进其全人健康的目的。

## (二)研究意义

### 1. 理论意义

以国家"健康中国"战略为导向，以健康优先、健康促进及健康公平为目标，构建"流动人口卫生服务协同供给"理论模型，丰富了卫生服务供给及府际协同方面的理论研究。通过对流动人口、供给部门及其他利益相关者的扎根调查，依据"状态—结构—绩效"分析范式对流动人口卫生服务协同供给进行逻辑推导并构建理论模型，这一模型为流动人口卫生服务协同度测量提供了理论依据。

### 2. 现实意义

流动人口卫生服务协同供给问题研究在宏观上有助于解决流动人口卫生服务供给过程中出现的碎片化问题，围绕健康中国战略的定位、规划、范围与边界，以流动人口卫生需求为导向，通过资源倾斜、流程整合、主体开放等途径最终实现健康中国战略的全覆盖；在中观上，将有助于政府履行卫生服务供给职能，运用协同治理工具进行流动人口卫生服务供给；在微观上，有利于维护流动人口的健康权利，从而提高其人力资本。

# 二、理论基础与文献综述

## (一)概念界定

### 1. 健康中国

"健康中国"是李克强总理在 2015 年《政府工作报告》中首次提出的理念。十八届五中全会明确了"建设健康中国"的任务要求，党的十七大和十八大报告中先后强调健康是人发展的前提，健康是国家富强和人民幸福的标志，全民健康是全民小康的基石。联合国的 8 个"千年发展目标"中有 3 个是健康目标。由此可见，健康对经济、社会及环境可持续发展的影响。科学编制健康中国建设"十三五"规划、推进健康中国建设，应紧紧围绕"四个全面"战略布局，与新发展理念相融合。健康中国的具体建设依托三维路径的协同推进，一是公共管理部门将健康融入公共政策，以健康为前提发展经济。针对健康的主要社会影响因素，根据生物—社会医学模式，确定优先领域，有针对性地进行干预。中共中央、国务院于 2016 年印发了《"健康中国 2030"规划纲要》，将健康生活、健康服务、健康保障、健康环境、健康产业五类行动列入规划纲要。二是建立协同型医疗卫生服务体系，实现医疗中心向预防中心的转变，整合碎片化服务体系，为人民提供集团化卫生服务供给。三是以配套改革营造建设健康中国的氛围。将法律法规、城市规划、人口政策、环境保护与健康中国战略配套进行，为健康中国战略的实现提供制度保障。

### 2. 流动人口

移民是流动人口的国际通用概念，它是基于人口地理学的定义，联合国于 1970 年编撰的《国内迁移衡量办法》将人口迁移定义为具有地理变化特征的人，即通过迁移改变常住地的人口。国内流动人口概念不仅强调居住地的改变，还有对城乡二元户籍制度的打破。我国于 1958 年确立的户籍管理制度明确界定了城乡界限，严格控制人员流动，但是自由迁徙是任何执政者都不敢公然否定的公民权，因此改革开放后经济环境的改善对造成社会分层且带有计划经济体制烙印的户籍制度提出了挑战。1984 年，国务院发布的《国务院关于农民进入集镇落户问题的通知》打开了政策窗口，中国流动人口进入第一个高峰期。1998 年亚洲金融危机后，在外向型经济受挫的背景下，国家提出了扩大内需的城镇化战略，自此流动人口进入全面爆发阶段。2018 年《中国流动人口发展报告》调查显示，全国流动人口总量约为 2.44 亿。目前，学界有关流动人口的概念不下十余种，这些概念看似纷繁复杂，但主要有三类分析视角：一是人口学视角，如移民、流动人口、人户分离人口等；二是管理学视角，即从就业、卫生、计划生育、户籍等政府管理工作角度界定概念，如外来人口、外来务工经商人口、城市新移民、新居民等；三是社会学视角，典型代表概念是新市民。管理学及社会学多从权利享用角度界定流动人口，但在统计上仍然参考人口学的统计口径。

由于我国特有的户籍制度，强调以户籍登记地的改变作为人口迁移的划分标准，因此学界并不常用移民、人口迁移等概念，取而代之的是人户分离的人口概念。流动人口包含在人户分离人口中，国内学者对流动人口的定义繁多，但学界对流动人口形成的三个条件比较统一：一是离开常住户籍所在地；二是跨越一定的地理范围；三是进入他地滞留需要达到一定的时间。姚华松将求学、旅游、探亲、当兵等情形排除在流动人口概念之外，目前流动人口统计实践中沿用了这个观点。在此基础上，学者分别对流动人口进行了定义，黄蓉认为只要法定住所改变，就是广义的流动人口；狭义的流动人口就是流入人口，李荣时、吴晓等持相同观点。吴瑞君认为，宏观流动人口是不改变常住户口的移动人口，微观上的流动人口是流入人口和流出人口，微观定义在实际政府管理中较为常用。比如黑龙江省、四川省、安徽省、江西省等从流出地角度出台管理政策，北京市、上海市、广州市、浙江省等从流入地角度出台管理政策。综合以上观点，本书对流动人口的定义是：流动人口是指跨越一定的空间范围，超过一定的时间长度且户籍不变动的移动人口，同时存在户籍地与居住地的往返过程。赵乐东根据流动人口的定义设计了统计指标和标准，现在我国流动人口动态监测仍然沿用此标准，如表 1-1 所示。流动人口包括城—乡流动、城—城流动、乡—城流动、乡—乡流动及国际流动五部分(赵乐东，2005)。

表 1-1　流动人口统计指标与标准

| 统计分类 | 统计指标 | 统计范围 |
|---|---|---|
| 迁移类流动人口 | 1. 1 年内<br>2. 5 年内<br>3. 国际迁移 | 国际迁移；省际迁移；省内市际迁移及县际迁移；县内乡际迁移 |
| 非迁移类流动人口 | 1. 居住时间≥1 年 | 现住地非户籍人口 |
| | 2. 居住时间≥0.5 年 | |
| | 3. 居住时间小于半年(探亲、访友等暂住人口、客运人口) | 交通工具；旅游区；省、市、县、乡镇暂住者 |
| | 4. 国际流动(国外学习；过境人口) | 赴国外(或来我国)未改变国籍；陆海空客运量 |

### 3. 卫生服务

卫生服务是指国家通过卫生筹资购买卫生资源并予以分配的过程，具体表现为根据公众的卫生服务需求提供医疗和预防两类服务，以达到促进人民健康的目的。卫生服务供给内容具体包括基本卫生服务和非基本卫生服务，基本卫生服务根据供给层级又分为基层卫生服务和非基层卫生服务。公平是卫生服务的根本属性，卫生服务供给的前提是实际健康状态与理想健康状态的差距形成的需求，卫生服务供给的根本出发点是健康促进，而不是支付能力。只要卫生服务专业人员判定个体有治疗、保健和康复的需要，这种需要就属于卫生服务，尽管受经济因素的影响，部分卫生服务当前难以实现，但这不影响对于卫生服务本质的界定。广义的卫生服务包括基本公共卫生服务、准公共卫生服务、基本医疗服务，狭义的卫生服务仅指基本卫生服务。之所以对卫生服务进行分类，是因为国家需要根据财政能力确定各类卫生服务的支付标准，优先落实具有普遍性及紧急性的卫生服务项目。目前，我国重点要落实的项目主要为基本卫生服务项目。流动人口享有获取卫生服务的同等权利，但均等化不等于平均化，卫生服务优先供给健康需求迫切的人群，如老年人、孕产妇、0～6 岁儿童、慢性病患者等。国家明确提供的基本卫生服务项目有 14 项，具体包括：城乡居民健康档案管理、健康教育、预防接种、0～6 岁儿童健康管理、孕产妇健康管理、老年人健康管理、慢性病患者健康管理(高血压、糖尿病)、重性精神疾病患者管理、结核病患者健康管理、传染病及突发公共卫生事件报告和处理服务、中医药健康管理、卫生计生监督协管服务、免费提供避孕药具、健康素养促进。基本卫生服务的供给主体主要为城市社区卫生服务中心及乡镇卫生院与村卫生室。卫生服务项目经费及机构运转经费由政府承担，政府按人头拨付费用。2011 年，我国人均卫生经费补助标准仅为 25 元。随着经济社会发展和人民健康需求的增强，人均卫生经费标准也在逐年提升。2020 年，卫生健康委员会与财政部联合颁布《关于做好 2020 年基本公共卫生服务项目工作的通知》，规定人均卫生服务经费标准为 74 元，并且每年会在上一年的经费标准上新增 5 元。

## (二)理论基础

### 1. 成因阐释：迁移与健康

流动人口迁移过程涵盖迁移前、迁移、迁入、滞留及返乡五个阶段，在各个阶段流动人口具有不同的健康需求，如图 1-1 所示。在迁入前阶段，流动人口自身健康需求不明显，其是经过健康选择的人群，只有健康的人才有流动的可能，因此流入前阶段主要体现为留守老人与留守儿童的健康需求，青壮年劳动力纷纷流入城镇，造成农村劳动生产率下降，留守老人面临繁重的体力劳动，留守儿童则因为缺少照顾产生心理问题，研究表明留守儿童的心理健康状况弱于流动儿童(王谊，2011；Li & You，2010)。在迁移阶段，流动人口的健康需求主要聚焦于传染病防控，大规模人口流动虽然为经济发展提供了丰富的人力资源，但是也给社会带来了巨大的公共安全风险。在各类易感人群中，除了要对医学意义上特异性免疫力和抵抗力较弱的个体进行保护外，也需要关注"流动人口"这个社会学意义上的易感人群，该人群因为规模庞大及频繁流动而面临接触传染源的风险，极易在不知情的状态下被感染或携带病原体，从而由易感者转化为新的"受害者+传染源"。在迁入地和滞留阶段，流动人口在工作场所的职业健康维护与生活场所的社会融合成为其主要需求。流动人口多为农业转移人口，人力资本和社会资本的双重制约使其选择牺牲身体健康来换取较高的社会经济地位(Fan，2019)，低收入、医疗保障缺乏及恶劣的居住环境和工作环境使其面临较高的健康风险。在返乡阶段，健康保障成为流动人口的主要诉求。根据 2017 年流动人口动态监测数据，流动人口的返乡原因多为年老与疾病，这就意味着他们已失去部分劳动能力，同时承担着高额的医疗费用，因此医疗保障是其返乡阶段的主要需求。

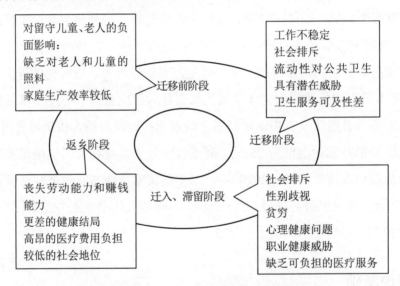

**图 1-1 流动人口不同迁移阶段对健康的影响**

### 2. 工具阐释：协同治理

协同与协调、合作相关，协同供给源于物理学领域的协同理论，协同理论研究阐释了远离平衡态的开放系统在外界影响变量达到某种程度时，内部系统如何通过自发协同实现时间、空间及功能的有序。在物理学领域，协同是一门独立的学科，德国物理学家哈肯在激光研究中发现了协同效应的存在，激光与普通光的不同之处在于原子发光过程发生了系统结构突变，产生了新的有序结构，这种结构使整体系统不再是单个子系统的功能组合，因为子系统协作而产生了大于个体之和的整体效应。协同理论在化学、生物学领域不断得到验证，这种对复杂系统演化规律的认识路径对社会科学同样具有指导作用，人类问题的全球化和复杂化运用线性思维无法解释，那么就需要一种全新的视角。企业管理领域最先讨论了协同理论的应用，战略专家安索夫在企业竞争领域阐述了协同理念。安索夫在《公司战略》一书中认为，企业进入新的市场，除了在产品市场定位、差异化及成本领先方面具有优势，还要考虑协同战略。日本战略专家伊丹广之对这种竞争战略进行了具体界定，认为协同就是实现实体资源与隐形资源的互补。协同概念在公共管理领域前期的应用以协同治理为主，后期出现了"府际协同""组织协同"等。治理是区别统治与善治的术语，它不再强调权力下行，而是关注社会在公共管理中的作用，官方和民间组织都可以在既定范围内满足公众需要，治理只是提供一种引导、控制和规范的机制，多主体才是治理的本质特征。治理体系具体包括政府管理、公民社会和网络合作三种途径，私营部门、第三部门及公民个人分享公共权力，共同管理公共事务，最终实现管理效能的提升。总之，协同治理是多主体共同管理公共事务的连续性过程，这个过程既要依靠具有强制力的法律，也离不开主体间的沟通、协商及妥协。

流动人口卫生服务之所以应选择协同供给作为工具，正是源于协同治理这种全新的公共管理方式。政府、企业、志愿组织及流动人口个体在既定范围内，都应参与到供给过程中，具体表现为三种特征：一是需求中心，流动人口卫生服务协同供给不是以组织为中心的供给，而是以流动人口健康需求为中心，提供多种类型的卫生服务，如一站式服务与一证式服务等；二是主体协同，卫生服务是典型的公共产品，政府具有供给的天然合理性，政府主导不代表政府是唯一主体，企业、第三方或流动人口个人都需要参与供给；三是方式协同，协同供给的前提是自愿平等的合作，若要调动各类主体的积极性，则不仅要在宣传上强化健康对于企业、社会、个人的重要性，还要给予实际的支持性措施，比如税收、补贴、保险等。

## (三)文献综述

### 1. 国外研究的学术史梳理及其动态

人口流动分为国际流动和国内流动。发达国家应对内部人口流动的政策与我国明显不同，主要表现为三点：一是流动不受限制；二是以登记制度掌握流动情况，如日本的"居民基本登记法"；三是公共服务包括卫生服务向常住人口全覆盖。我国流动人口卫生服务供给问题虽是内部人口流动问题，但从特点和成因上更接近国外对于跨国流动人口卫生服务供给问题的研究，现选择代表性研究简单说明，如表1-2所示。

表 1-2　国外文献梳理

| 关注焦点/国别 | 问题分析 | 解决策略 |
|---|---|---|
| 卫生服务整合框架；供给成本/联合国(WHO，2010；OECD，2010) | 运用整合卫生服务中的提供者与使用者矩阵分析卫生资源使用效率问题 | 从卫生服务使用者、卫生服务提供者、卫生部门的政策与战略以及部门间协同的不同层次进行整合 |
| 整合医疗/美国；全民健康服务制度/英国；疾病管理计划/德国(Klein，2007；Greener，2008；London：Department of Health，2000；OECD，2012) | 市场化改革导致供给体系出现无序竞争；卫生服务体系高度分散产生了医疗资源浪费和无效配置，间接推高了卫生成本，降低了健康收益 | 美国：服务重心向社区下沉；以需求者为中心提供无缝健康维护并设置健康绩效基金<br>英国：以需求为中心提供负担得起的医疗服务，以健康收益作为分成依据<br>德国：加强慢性病患者的早期干预，重视自我保健服务供给，给予固定支付激励疾病预防服务 |
| 协同能力：主体协同/加拿大(OECD，2009；Greener et al.，2008) | 移民国家应秉持怎样的理念向外来人口提供卫生服务，以何种方式为其服务 | 理念：社会包容，客户中心<br>方式：采购"健康经纪人"服务保障；移民实现"公共参与"；成立"一站式中心"；政府内及政府外联动供给 |
| 协同能力：主体协同/美国　协同保障：法律审查/美国(Robert，2005；Dennis 2004；Robert 2004) | 移民居住环境及治安环境恶化；"新来者"因为受到特殊要求限制而无法获得医疗服务救援 | 政府与公民及社会合力供给服务，通过邻里社区重建运动改善住房环境；立法赋予移民公共事务参与权；美国联邦法院严格审查"平等保护"条款 |

### 2. 国内研究的学术史梳理及其动态

(1) 流动人口卫生服务供给研究。根据关注问题进行分类，目前学界对于流动人口卫生服务供给的相关研究分为三类：①对于流动人口年龄/性别群体的分类研究，大部分学者聚焦于流动妇女计生卫生服务(宋晓琴，2013；胡朝霞，2013)和新生代流动人口健康问题的研究(周庆誉，2014；和红，2014)。②对于流动人口卫生服务的过程/领域研究，主要涉及职业健康、心理健康、传染病、医保接续、医疗服务、医疗保障六个领域，职业健康为主要关注领域(李晓燕，2014；凌莉，2013)。③对于代表性区域内流动人口卫生服务的专题研究，关注区域主要为外来人口比较集聚的城市群，北京、上海、广州三地居多(卢新璞，2010；张磊，2015；贺秋豪，2011)。

(2) 流动人口卫生服务协同供给研究。协同理论主要阐述非平衡的开放系统在外界影响因子变化达到某种程度时，自身状态由"无序"变为"有序"，或由"有序"变为"更有序"的发展轨迹问题(赫尔曼·哈肯，2001)。卫生服务协同供给的研究以整合视角居多，一种是关于卫生服务整合框架的研究(匡莉，2011；魏来，2012；代涛，2012)，将卫生服务整合视为连续谱，通过筹资及规范构建整合卫生服务框架；另一种是关于整合层次的研究，包括基层卫生服务整合供给及顶层卫生服务整合供给，且多以医疗体制改革为背景，强调分级医疗、双向转诊的医疗服务模式是从根本上改变目前医疗卫生体系分割局面的途径(蔡立辉，2009；任苒，2013；李玲，2012；史明丽，2012)。虽然有学者以公民权作为逻辑起点阐释了流动人口作为城市新移民获得公共服务的合理性(俞可平，2010)，但是已有公共服务的协同研究对于流动人口卫生服务供给并未直接进行"协同"的话语解析(汪锦军，2012；唐任伍，2012；张贤明，2015)，只是在关注焦点上体现出明显的协同问题表征，聚焦于资源协同、主体协同、协同保障及协同效应等领域，现选择代表性研究简单说明，如表 1-3 所示。

表 1-3 国内文献梳理

| 关注焦点 | 问题分析 | 研究方法 | 解决策略 |
|---|---|---|---|
| 协同现状；筹资机制及均等供给(卫计委流动人口服务管理司，2011—2016) | 如何根据流动人口集聚区内需求强度的差距进行事权及财权的配置；服务供给均等化执行的经验与问题 | 空缺分析法；层次分析法；投入、过程、结果模型 | 以"需"定"供"优化资源配置；调整和规范长效筹资责任，通过"筹资上浮"填补短期筹资政策空白；建立国家层面的信息管理系统 |
| 协同动力；政策协同；资源协同(凌莉，2015；齐亚强，2012；牛建林，2013；刘同恩，2016) | 流动者健康的损耗效应转移了疾病负担，加剧了城乡卫生资源配置与需求的矛盾；医保受益性的户籍差异如何影响流动人口卫生服务享用 | 伤残调整寿命年指标；Heckman 选择模型、广义线性模型；Logistic 回归 | 以人口流动对疾病负担的影响模式指导卫生政策制定；结合发展差异引导人口流动有序进行；建立适应流动人口需求的医保制度 |
| 协同能力；主体协同(朱亚鹏等，2014；郑真真，2013；翟振武，2015) | 流动人口无法获得公平的健康服务已成为社会问题；流动人口中的传染病、生殖健康以及职业健康问题 | 描述性统计分析；混合回归模型 | 探讨政府、雇主、卫生部门、社区、社工在流动人口健康问题中所扮演的不同角色及如何将其纳入供给主体框架 |
| 协同效应：健康公平(王健，2014；杨菊华，2016；王德文，2016) | 流动人口卫生服务政策目标与现实的差距；流动人口健康公平与社会融合之间的互动机制 | 文献研究、描述性统计分析、$t$ 检验、方差分析、$x^2$ 检验 | 优先建立满足流动人口需要的、负担得起的、方便的医疗保健服务体系；采取"将健康融入所有政策"的行动策略 |

### 3. 对于研究现状与趋势的简要评述

流动人口卫生服务供给研究成果丰硕、进度喜人，总体表现为"三多三少"的特征。

(1) 某一区域研究多，跨区域研究少。

(2) 某类卫生服务的定量调查多，但基于整合视角的对策建议少。

(3) 人口学及社会学的研究即事实分析多，行政学研究即控制分析少，缺少一条完整的逻辑分析链。

流动人口卫生服务供给在时间上涉及五个连续阶段(迁移前阶段、迁移阶段、迁入阶段、滞留阶段及返乡阶段)，在空间上涉及不同利益、不同资源、不同主体及不同部门。"状态—结构—绩效"分析范式与流动人口卫生服务协同供给所包含的要素具有高度的契合性，要完成流动人口卫生服务协同供给的操作性界定，既需要在决策层面根据流动人口个体、群体及卫生服务的特性将健康优先纳入决策中，也需要在生产层面解决协同生产的动力、能力、责任及保障等结构变量的互动问题，更需要运用协同度模型、结构方程、地理分析系统等先进研究工具对卫生服务协同生产的有效性进行检验。上述兼具规范研究与实证研究所长的理念和方法是协同供给所必需的基础性前提，依照此类研究设计展开协同机理及策略研究可以拓宽现有研究的范围。

# 三、数据来源和具体研究思路

## (一)数据来源

项目组根据定量研究与定性研究需要，结合自身资源优势获取数据资料。在定量研究中参考 2011—2017 年流动人口动态监测数据及专项调查数据，以国家卫生健康委员会流动人口动态监测数据为主，同时在长三角地区先后开展了四次流动人口卫生服务专项调查。

2017 年，全国流动人口卫生计划生育动态监测数据：该调查以 31 个省(自治区、直辖市)和新疆生产建设兵团 2017 年全员流动人口年报数据为基本抽样框，抽样方案采用分层、多阶段、与规模成比例的 PPS(按规模大小成比例的概率)抽样方法。调查确保每个省级子集内的省会城市、计划单列市、44 个基本公共服务均等化重点联系城市，以及各省级单位提出代表性需求的城市作为必选层，在保持对全国、各省有代表性的基础上，增强均等化重点联系城市的代表性。调查的总样本量近 20 万人，涉及流动人口家庭成员共计约 50 万人。该调查由中国人口与发展研究中心负责实施，调查涉及流动人口及户籍人口，个人问卷包括以下五部分内容。

(1) 家庭成员与收支情况。

(2) 就业情况。

(3) 居留意愿。

(4) 健康与公共服务。

(5) 社会融合。

第一次调查：本次问卷调查的时间是 2019 年 11—12 月，以 2017 年全员流动人口年报数据为基本抽样框，采取分层、多阶段、与规模成比例的 PPS 方法进行抽样。选定浙江省流动人口排名前三位的城市作为调查城市，分别是杭州、宁波及温州。在每个城市随机抽取 3 个样本区，在每个样本区中随机抽取 3 个社区，然后在每个选定的社区，调查人员根据性别、年龄和流动时间选择了 20～40 名流动人口。其目标总体为在调查前一年来本地居住、非本区(县、市)户口且 2019 年 11 月年龄在 18 周岁及以上的流入人口。目标总体中不包括调查时在车站、码头、机场、旅馆、医院等地点的瞬时流入人口，不包括身份为"在校学生"的流入人口。本次调查通过线上、线下两种渠道，共发放问卷 670 份，回收有效问卷 657 份，有效率为 98%。

第二次调查：本次问卷调查的时间是 2019 年 11—12 月，因为卫生服务的专业性，所有参与者均为调查城市中 18～69 岁的具有医科学习背景的工作人员及医疗卫生专业大学生(工作人员要求具有 1 年以上工作经验)。本研究采用分层整群随机抽样，从每个城市的行政区划中随机选择 3 个街道，然后从该街道(镇)中选择 3 个社区，并随机选择 20～30 名具有医科学习背景的人员。为了保证被调查者具有医学教育背景，本调查选择每个社区的社区医院、医科大学、医药企业、私人诊所、卫生服务社会组织作为被调查单位。本次调查共发放问卷 780 份，回收有效问卷 770 份，有效率为 98.72%。

第三次调查：本次问卷调查的时间是 2020 年 6—7 月，以浙江省 2017 年全员流动人口年报数据为基本抽样框，采取 PPS 方法进行抽样，在杭州、宁波及温州三地抽取外来务工者占比超过 70%的 3 个工业园区。在每个样本区中随机抽取 3 个企业，然后在每个选定的企业，调查人员根据性别、年龄和流动时间选择 20～40 名流动人口，其目标总体为在调查前一年来本地居住、非本区(县、市)户口且年龄在 18 周岁以上的流入人口。本次调查通过线上、线下两种渠道共发放问卷 560 份，回收有效问卷 553 份，有效率为 98.7%。参与者填写自我报告的调查表之前已被告知他们的参与是完全匿名和自愿的。

第四次调查：本次问卷调查的时间是 2020 年 2 月 19 日—24 日，基于微信，采用滚雪球抽样法邀请研究对象，被邀请者在问卷星上填写调查问卷。考虑城乡、性别、年龄、职业、文化程度等因素选取 10 名研究对象作为"一级种子"，以区分更多异质性的研究对象，使样本抽样更具可信度，10 名研究对象的平均年龄为(42.00±8.53)岁；男性 6 名，女性 4 名；职业包括批发和零售业、交通运输业、建筑业、餐饮业、制造业、信息传输业、教育业、金融行业、木材家具业、公务人员各 1 名。一级种子将问卷转发给其认为适合接受调查的 10 名同伴作为"二级种子"，二级种子将问卷发布于自己所在的微信好友圈。共回收问卷 1476 份，有效问卷 1092 份，回收有效率为 73.98%。纳入标准：①年龄大于 18 岁；②流动时间大于 6 个月；③知情同意，并愿意参与本项目。排除标准：①流动时间不足 6 个月；②同一问卷中存在大量漏填数据或相似答案过多。

除上述四次调查数据外，本研究还参考了《2011—2017 流动人口动态监测数据》《2017 流动人口与户籍人口卫生服务对比调查》《2011—2018 中国流动人口发展报告》《中国统计年鉴》及《2011—2018 中国卫生统计年鉴》等与流动人口卫生服务相关的统计资料，这些资料为本研究提供了更为充分的论据支持。

在定性研究方面，本研究选择样本时既要考虑纵向的时间维度，又要注重横向的资料来源。流动人口是改革开放后形成的特殊群体，其卫生服务供给经历了 1979—1991 年的"分割供给"、1992—2000 年的"管控供给"、2001—2009 年的"公平供给"及 2010 年至今的"融合供给"四个阶段，将流动人口纳入流入地的"融合供给"已成为未来的政策走向。因此，本书将研究样本锁定为 2010—2020 年政府部门关于流动人口卫生服务供给的政策文本材料，以及权威新闻媒体关于流动人口卫生服务与健康的专题报道，总计 20 余万字。

### (二)质量控制

#### 1. 研究设计

课题组及成员定期进行小组讨论，研究调查方案和问卷设计，并邀请专家予以指导，特别是将研究方案及研究结果及时反馈给地方政府流动人口管理部门进行真实性检验。

#### 2. 人员培训

人员培训从两方面进行：一方面是对负责问卷调查的人员进行培训。在培训过程中明确调查口径、取样标准与调查伦理，并对所有调查员进行模拟调查培训，针对出现的问题，课题组成员及时予以纠正。在调查过程中设立小组组长，项目负责人协调处理调查过程中出现的各种问题。另一方面是对内容分析的成员进行全员扎根理论培训，并进行扎根编码训练。在内部编码一致性达到 0.7 以上后，进行扎根理论的编码工作。

### 3. 数据质控

研究量表采用成熟量表，研究数据通过公开的线上及线下途径获得，并运用信度及效度检验方法检验数据的结构效度、聚合效度和区分效度。课题负责人对调查员进行调查流程培训，项目组成员负责受试人员招募，项目负责人保证提供的信息容易理解，识别知情同意主体是否有能力作答及是否需要代理人。在调查过程中不存在引诱或者施加压力的情况，在参与研究过程中保证研究参与者及时得到信息(包括他们的权利、安全和健康)。调查完成后，由项目负责人进行问卷检查，对质量不合格的问卷进行电话回访。

### 4. 资料整理和录入

定性访谈资料由编码员根据现场记录和录入情况进行整理分类。定量调查的问卷运用 EpiData 3.1 软件进行录入，采取双录入方法录入数据，对异常值及缺失值进行筛选并重新录入。

## (三)研究方法

本研究根据研究主题，结合使用定性研究与定量研究两类方法。定量研究采取问卷调查与统计分析方式，定性研究采用内容分析与扎根研究等方式。同时，使用统计年鉴资料及年度动态监测进行验证和补充。

### 1. 内容分析法

本研究收集整理了 2010—2020 年《政府工作报告》中的卫生事业部分；国家与地方卫生健康委员会涉及流动人口卫生服务的文本材料，具体包括政策法规、常规工作、健康活动三类；国务院各部委出台的与流动人口卫生服务供给相关的政策法规、官方通知及研究报告；长三角地区流动人口聚居园区部分企业内部健康管理访谈文件；权威新闻媒体关于流动人口卫生服务与健康的专题报道，总计 20 余万字。运用扎根理论对搜索的资料进行内容分析，将资料按照政策法规、常规工作、健康活动、研究报告、新闻报道五种类型导入 NVivo 11 软件。根据演化扎根理论，按照开放式编码→主轴编码→选择性编码三个步骤进行编码，从而构建流动人口卫生服务协同供给的逻辑机理和实现机制。

### 2. 问卷调查法

问卷调查是社会科学研究的典型方法，它是以结构化或半结构化的形式搜集资料的一种方法，根据研究问题采用成熟量表或自行设计调查问卷。本研究在正式发放问卷之前进行小范围测试，通过探索性分析与验证性分析调整问卷的信度与效度。问卷资料整理汇总之后通过统计软件进行数据分析，并在此基础上得出研究结论。问卷内容采取半结构化设计形式，既有量化问题也有开放式问题，并针对开放式问题进行访谈追踪，以了解流动人口、户籍人口、政府人员、志愿者、企业雇主等利益相关者对流动人口卫生服务供给的真实态度。

### 3. 地理分析法

首先，以中国数字地图为蓝本，利用 ArcGIS 10.2 软件制作可供分析的矢量地图。根据《中国卫生统计年鉴》绘制出基于省(自治区、直辖市)层面的卫生资源分布图，从而实现卫生资源分布情况的可视化。其次，运用自然间断点等级分布图、Moran's I 空间自相关、LISA 检验及 Getis-Ord $G_i^*$ 热点探测等方法，从地理空间角度分析流动人口健康状况及卫生服务享用的空间分布。最后，基于地理加权回归分析，识别出经济地位、居留意愿、社会融合对流动人口卫生服务享用的影响。

### 4. 统计分析法

本研究利用描述性统计分析法分析流动人口与户籍人口卫生服务享用的差距及群体内部享用的分层状态。运用二元 Logistic 回归模型和普通最小二乘线性回归模型分析流动人口卫生服务获得感的影响因素。采取有序度及协同度测度模型衡量协同供给状态，确定序参量及其下限和上限，求出序参量的贡献度，根据贡献度计算协同度。同时，依据流动人口卫生服务协同供给模型，运用结构方程与阶层回归检验企业卫生服务、志愿者服务及政府监管在卫生服务供给中的中介作用和调节作用。

### (四)分析框架

本研究的核心问题是健康中国战略背景下流动人口卫生服务协同供给问题，按照

相关理论阐释与研究框架设计 第一部分

"理论基础—现状审视—逻辑建构—实践问题—解决对策"构建研究脉络，如图 1-2 所示。

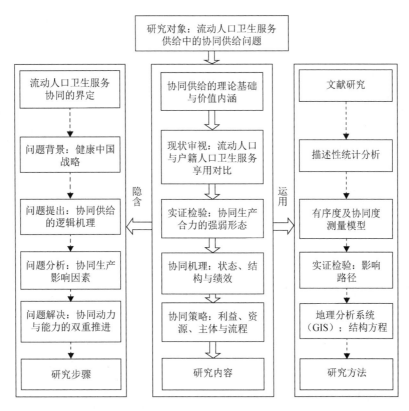

图 1-2 研究思路

(1) 关于流动人口卫生服务协同供给的运行机理，采用文献研究和内容分析方法，初步归纳出流动人口卫生服务供给的逻辑起点与供给结构的构成要素，然后开展专题讨论。

(2) 关于流动人口卫生服务供给的现状考察，采用描述统计分析与协同度模型测量法。①选取中国流动人口动态监测问卷，通过描述性统计分析对比流动人口与户籍人口在卫生服务享用方面的差距。②运用有序度及协同度模型测度协同状态。

(3) 关于流动人口卫生服务协同供给的实践问题与解决对策研究，采用地理信息分析法和统计分析法。①对于协同供给动力策略研究，采用 GIS 方法分析流动人口卫生服务需求的空间分布状态，以此作为卫生资源的配置依据。②对于协同供给能力策略研究，采用结构方程、中介检验及调节检验等方法。以协同供给能力为原因变量，流动人口身心健康作为结果变量，运用结构方程模型进行信度和效度分析并测度协同供给结构对供给绩效是否具有正面影响，根据影响结果提出解决策略。

# 第二部分

▶▶▶▶ 流动人口卫生服务协同供给
状况的实证分析

# 一、流动人口与户籍人口卫生服务享用差异比较分析

本研究利用 2017 年流动人口与户籍人口卫生服务专项调查数据，运用描述性分析对比流动人口与户籍人口在总体健康、卫生服务利用及流行病处置方面的差异。尽管由于健康选择的原因，流动人口整体处于生命的青壮期，其健康情况理应优于户籍人口，但流动人口的整体健康状况并未与户籍人口呈现显著差异，这恰恰说明流动人口的健康情况不容乐观。同时，流动人口在影响其健康发展趋势的卫生服务利用方面全面弱于户籍人口，如不及时提高流动人口的卫生服务供给，其健康资本将无法持续。

## (一)流动人口与户籍人口总体健康状况差异对比

### 1. 总体健康

对不同人口类型与总体健康进行交叉分析，卡方分析 $P>0.05$(见表 2-1)。流动人口中认为自己健康的比例为 98.1%，户籍人口中认为自己健康的比例为 98.2%。在总体健康自我评价中，二者不存在显著差异。

表 2-1 流动人口与户籍人口总体健康对比

| 总体健康 | 流动人口 | | 户籍人口 | | 合计 | |
|---|---|---|---|---|---|---|
| | 人数 | 比例/% | 人数 | 比例/% | 人数 | 比例/% |
| 健康 | 13 738 | 98.1 | 13 752 | 98.2 | 27 490 | 98.2 |
| 不健康 | 260 | 1.9 | 248 | 1.8 | 508 | 1.8 |
| 合计 | 13 998 | 100.0 | 14 000 | 100.0 | 27 998 | 100.0 |
| $\chi^2$ | 0.290 | | | | | |
| $P$ | 0.590 | | | | | |

### 2. 高血压和糖尿病

对不同人口类型与高血压和糖尿病进行交叉分析，卡方分析 $P<0.05$，表示存在显著差异(见表 2-2)。流动人口中患有高血压的占比为 3.5%，患有糖尿病的占比为 0.6%，患有高血压和糖尿病的占比为 0.4%，均未患有的占比为 93.2%，未就诊的占比为 2.3%；户籍人口中患有高血压的占比为 4.6%，患有糖尿病的占比为 0.7%，患有高血压和糖尿病的占比为 0.6%，均未患有的占比为 92.4%，未就诊的占比为 1.7%。慢性病对比再次证明流动人口是经过健康选择的群体。

表2-2　流动人口与户籍人口是否患有高血压和糖尿病情况对比

| 是否患有高血压和糖尿病 | 流动人口 | | 户籍人口 | | 合计 | |
|---|---|---|---|---|---|---|
| | 人数 | 比例/% | 人数 | 比例/% | 人数 | 比例/% |
| 患有高血压 | 495 | 3.5 | 641 | 4.6 | 1136 | 4.1 |
| 患有糖尿病 | 77 | 0.6 | 93 | 0.7 | 170 | 0.6 |
| 患有高血压和糖尿病 | 52 | 0.4 | 81 | 0.6 | 133 | 0.5 |
| 均未患有 | 13 051 | 93.2 | 12 942 | 92.4 | 25 993 | 92.8 |
| 未就诊 | 323 | 2.3 | 243 | 1.7 | 566 | 2.0 |
| 合计 | 13 998 | 100.0 | 14 000 | 100.0 | 27 998 | 100.0 |
| $\chi^2$ | 38.358 | | | | | |
| $P$ | 0.000 | | | | | |

### 3. 身体不适

对不同人口类型与身体不适进行交叉分析，卡方分析 $P > 0.05$，表示不存在显著差异（见表2-3）。流动人口中有过身体不适的占比为56.6%，没有过的占比为43.4%；户籍人口中有过身体不适的占比为55.6%，没有过的占比为44.4%。

表2-3　流动人口与户籍人口身体不适对比

| 身体不适 | 流动人口 | | 户籍人口 | | 合计 | |
|---|---|---|---|---|---|---|
| | 人数 | 比例/% | 人数 | 比例/% | 人数 | 比例/% |
| 有 | 7 919 | 56.6 | 7 789 | 55.6 | 15 708 | 56.1 |
| 无 | 6 079 | 43.4 | 6 211 | 44.4 | 12 290 | 43.9 |
| 合计 | 13 998 | 100.0 | 14 000 | 100.0 | 27 998 | 100.0 |
| $\chi^2$ | 2.493 | | | | | |
| $P$ | 0.114 | | | | | |

## (二)流动人口与户籍人口卫生服务享用差异对比

### 1. 卫生服务知晓率

对不同人口类型与卫生服务知晓率进行交叉分析，卡方分析 $P<0.05$，表示存在显著差异(见表2-4)。流动人口的知晓率为63.3%，户籍人口的知晓率为74.9%。

表2-4　流动人口与户籍人口卫生服务知晓率对比

| 卫生服务知晓率 | 流动人口 | | 户籍人口 | | 合计 | |
|---|---|---|---|---|---|---|
| | 人数 | 比例/% | 人数 | 比例/% | 人数 | 比例/% |
| 听说过 | 8 858 | 63.3 | 10 484 | 74.9 | 19 342 | 69.1 |
| 没听说过 | 5 140 | 36.7 | 3 516 | 25.1 | 8 656 | 30.9 |
| 合计 | 13 998 | 100.0 | 14 000 | 100.0 | 27 998 | 100.0 |
| $\chi^2$ | 441.378 | | | | | |
| $P$ | 0.000 | | | | | |

## 2. 健康档案

对不同人口类型与健康档案进行交叉分析，卡方分析 $P<0.05$，表示存在显著差异(见表2-5)。流动人口建立健康档案的比例为 31.5%，户籍人口建立健康档案的比例为 60.5%。

表2-5　流动人口与户籍人口建立健康档案的比例对比

| 健康档案 | 流动人口 | | 户籍人口 | | 合计 | |
|---|---|---|---|---|---|---|
| | 人数 | 比例/% | 人数 | 比例/% | 人数 | 比例/% |
| 建立 | 3 925 | 31.5 | 8 468 | 60.5 | 12 393 | 46.8 |
| 没建立 | 8 551 | 68.5 | 5 532 | 39.5 | 14 083 | 53.2 |
| 合计 | 12 476 | 100.0 | 14 000 | 100.0 | 26 476 | 100.0 |
| $\chi^2$ | 2 232.225 | | | | | |
| $P$ | 0.000 | | | | | |

## 3. 健康教育享用

对不同人口类型与健康教育享用进行交叉分析，卡方分析 $P<0.05$，表示均存在显著差异，在所有类型健康教育的享用中，流动人口全部弱于户籍人口(见表2-6)。流动人口接受过职业病教育的比例为33.1%，户籍人口接受过职业病教育的比例为46.6%；流动人口接受过性病/艾滋病教育的比例为 38.9%，户籍人口接受过性病/艾滋病教育的比例为54.3%；流动人口接受过生殖健康与避孕教育的比例为53.0%，户籍人口接受过生殖健康与避孕教育的比例为64.3%；流动人口接受过结核病教育的比例为31.8%，户籍人口接受过结核病教育的比例为45.0%；流动人口接受过控制吸烟教育的比例为51.1%，户籍人口接受过控制吸烟教育的比例为61.1%；流动人口接受过心理健康教育的比例为

35.3%，户籍人口接受过心理健康教育的比例为 50.2%；流动人口接受过慢性病教育的比例为 34.9%，户籍人口接受过慢性病教育的比例为 49.3%；流动人口接受过妇幼保健/优生优育教育的比例为 54.2%，户籍人口接受过妇幼保健/优生优育教育的比例为 65.5%；流动人口接受过突发公共事件自救教育的比例为 45.4%，户籍人口接受过突发公共事件自救教育的比例为 57.7%。

表 2-6　流动人口与户籍人口健康教育享用对比

| 健康教育 | 流动人口 | | 户籍人口 | | $\chi^2$ | $P$ |
|---|---|---|---|---|---|---|
| | 人数 | 比例/% | 人数 | 比例/% | | |
| 职业病教育 | 4 127 | 33.1 | 6 517 | 46.6 | 497.945 | 0.000 |
| 性病/艾滋病教育 | 4 847 | 38.9 | 7 608 | 54.3 | 634.947 | 0.000 |
| 生殖健康与避孕教育 | 6 610 | 53.0 | 9 005 | 64.3 | 350.629 | 0.000 |
| 结核病教育 | 3 962 | 31.8 | 6 293 | 45.0 | 483.873 | 0.000 |
| 控制吸烟教育 | 6 375 | 51.1 | 8 557 | 61.1 | 269.528 | 0.000 |
| 心理健康教育 | 4 398 | 35.3 | 7 025 | 50.2 | 599.227 | 0.000 |
| 慢性病教育 | 4 352 | 34.9 | 6 903 | 49.3 | 561.628 | 0.000 |
| 妇幼保健/优生优育教育 | 6 760 | 54.2 | 9 164 | 65.5 | 349.749 | 0.000 |
| 突发公共事件自救教育 | 5 665 | 45.4 | 8 076 | 57.7 | 398.411 | 0.000 |

### 4. 健康知识来源

对不同人口类型与健康知识来源进行交叉分析，卡方分析 $P<0.05$，表示均存在显著差异(见表 2-7)。流动人口通过健康知识讲座了解健康知识的比例为 44.3%，户籍人口通过健康知识讲座了解健康知识的比例为 65.7%；流动人口通过宣传资料(纸质、影视)了解健康知识的比例为 86.6%，户籍人口通过宣传资料(纸质、影视)了解健康知识的比例为 92.6%；流动人口通过宣传栏/电子显示屏了解健康知识的比例为 75.4%，户籍人口通过宣传栏/电子显示屏了解健康知识的比例为 84.6%；流动人口通过公众健康咨询活动了解健康知识的比例为 44.5%，户籍人口通过公众健康咨询活动了解健康知识的比例为 56.9%；流动人口通过社区短信/微信/网站了解健康知识的比例为 42.9%，户籍人口通过社区短信/微信/网站了解健康知识的比例为 58.3%；流动人口通过面对面咨询了解健康知识的比例为 29.2%，户籍人口通过面对面咨询了解健康知识的比例为 37.1%。流动人口的健康信息获取能力弱于户籍人口，但两类人群都偏向于通过电子产品获取健康知识。

表2-7　流动人口与户籍人口健康知识来源对比

| 健康知识获取途径 | 流动人口 | | 户籍人口 | | $\chi^2$ | $P$ |
|---|---|---|---|---|---|---|
| | 人数 | 比例/% | 人数 | 比例/% | | |
| 健康知识讲座 | 4 233 | 44.3 | 7 730 | 65.7 | 981.683 | 0.000 |
| 宣传资料(纸质、影视) | 8 272 | 86.6 | 10 894 | 92.6 | 211.928 | 0.000 |
| 宣传栏/电子显示屏 | 7 204 | 75.4 | 9 954 | 84.6 | 285.746 | 0.000 |
| 公众健康咨询活动 | 4 254 | 44.5 | 6 689 | 56.9 | 321.552 | 0.000 |
| 社区短信/微信/网站 | 4 095 | 42.9 | 6 857 | 58.3 | 502.863 | 0.000 |
| 面对面咨询 | 2 791 | 29.2 | 4 365 | 37.1 | 147.482 | 0.000 |

### 5. 社区卫生服务享用

对不同人口类型与社区卫生服务享用进行交叉分析,卡方分析 $P<0.05$,表示存在显著差异(见表2-8)。流动人口接受过社区卫生服务的比例仅有39.4%,户籍人口接受过社区卫生服务的比例为65.6%,明显高于流动人口。

表2-8　流动人口与户籍人口社区卫生服务享用对比

| 社区卫生服务 | 流动人口 | | 户籍人口 | | 合计 | |
|---|---|---|---|---|---|---|
| | 人数 | 比例/% | 人数 | 比例/% | 人数 | 比例/% |
| 接受过 | 246 | 39.4 | 535 | 65.6 | 781 | 54.3 |
| 没有接受过 | 378 | 60.6 | 280 | 34.4 | 658 | 45.7 |
| 合计 | 624 | 100.0 | 815 | 100.0 | 1 439 | 100.0 |
| $\chi^2$ | 97.910 | | | | | |
| $P$ | 0.000 | | | | | |

### 6. 卫生服务便利性

对不同人口类型与卫生服务便利性进行交叉分析,卡方分析 $P<0.05$,表示存在显著差异(见表2-9)。流动人口15分钟以内到达卫生服务机构的比例为83.8%,户籍人口15分钟以内到达卫生服务机构的比例为86.2%,这说明卫生服务机构位置分布均衡,在后续调研过程中需要重点关注其服务能力是否也是均衡的。

表 2-9　流动人口与户籍人口卫生服务便利性对比

| 卫生服务便利性 | 流动人口 | | 户籍人口 | | 合计 | |
|---|---|---|---|---|---|---|
| | 人数 | 比例/% | 人数 | 比例/% | 人数 | 比例/% |
| 15 分钟以内 | 11 729 | 83.8 | 12 063 | 86.2 | 23 792 | 85.0 |
| 15 分钟以上 | 2 269 | 16.2 | 1 937 | 13.8 | 4 206 | 15.0 |
| 合计 | 13 998 | 100.0 | 14 000 | 100.0 | 27 998 | 100.0 |
| $\chi^2$ | 30.895 | | | | | |
| $P$ | 0.000 | | | | | |

## (三)流动人口与户籍人口流行病处置差异对比

与户籍人口相比，流动人口对健康的重视程度更低，对自我健康的乐观程度更高。受限于经济顾虑和就医流程的烦琐，流动人口对流行病的处理倾向于自我免疫，这说明流动人口不去专业机构治疗是一种被动选择。

### 1. 腹泻

对不同人口类型与腹泻进行交叉分析，除了未就诊及具有治疗经验外，卡方分析 $P<0.05$，表示均存在显著差异(见表 2-10)。流动人口与户籍人口出现腹泻的比例大体相当，处理方式也都倾向于不就诊，但在原因上存在明显差异。流动人口对健康的重视程度更弱，其认为病症不是很严重和能自愈的比例高于户籍人口，而且其不就诊主要受经济条件和医疗便利的限制。流动人口选择工作忙、没时间及缺钱的比例高于户籍人口，其认为去医院看病麻烦的比例也高于户籍人口。

表 2-10　流动人口与户籍人口腹泻处置对比

| 腹泻 | 流动人口 | | 户籍人口 | | $\chi^2$ | $P$ |
|---|---|---|---|---|---|---|
| | 人数 | 比例/% | 人数 | 比例/% | | |
| 出现腹泻 | 2 051 | 14.70 | 2 419 | 17.30 | 36.317 | 0.000 |
| 未就诊 | 1 448 | 70.60 | 1 741 | 72.10 | 1.219 | 0.544 |
| 病症不是很严重 | 792 | 54.70 | 975 | 40.31 | 75.589 | 0.000 |
| 具有治疗经验 | 76 | 5.25 | 136 | 5.62 | 0.244 | 0.621 |
| 身体好，能自愈 | 459 | 31.70 | 588 | 24.31 | 25.063 | 0.000 |
| 工作忙，没时间 | 78 | 5.39 | 88 | 3.64 | 6.743 | 0.009 |

| 腹泻 | 流动人口 | | 户籍人口 | | $\chi^2$ | $P$ |
|---|---|---|---|---|---|---|
| | 人数 | 比例/% | 人数 | 比例/% | | |
| 缺钱 | 54 | 3.73 | 43 | 1.78 | 14.109 | 0.000 |
| 去医院看病麻烦 | 420 | 29.01 | 494 | 20.42 | 36.977 | 0.000 |
| 其他 | 30 | 2.07 | 29 | 1.20 | 4.596 | 0.032 |

### 2. 发热

对不同人口类型与发热进行交叉分析，除了未就诊以外，卡方分析 $P<0.05$，表示均存在显著差异(见表 2-11)。流动人口与户籍人口出现发热的比例大体相当，处理方式也都倾向于不就诊。与腹泻的处理方式类似，比起专业指导，流动人口对自我健康的判断更乐观，而且更倾向于自我免疫，其认为病症不是很严重和能自愈的比例大幅高于户籍人口。经济顾虑和就诊流程烦琐仍然是流动人口选择不就诊的主要原因，其选择工作忙、没时间及缺钱的比例高于户籍人口，认为去医院看病麻烦的比例也大幅高于户籍人口。

表 2-11　流动人口与户籍人口发热处置对比

| 发热 | 流动人口 | | 户籍人口 | | $\chi^2$ | $P$ |
|---|---|---|---|---|---|---|
| | 人数 | 比例/% | 人数 | 比例/% | | |
| 出现发热 | 1 652 | 11.80 | 1 860 | 13.29 | 14.052 | 0.001 |
| 未就诊 | 774 | 46.90 | 831 | 44.70 | 1.668 | 0.434 |
| 病症不是很严重 | 371 | 47.93 | 423 | 22.74 | 164.709 | 0.000 |
| 具有治疗经验 | 61 | 7.88 | 68 | 3.66 | 20.949 | 0.000 |
| 身体好，能自愈 | 201 | 25.97 | 268 | 14.41 | 49.910 | 0.000 |
| 工作忙，没时间 | 50 | 6.46 | 42 | 2.26 | 28.628 | 0.000 |
| 缺钱 | 23 | 2.97 | 23 | 1.24 | 9.589 | 0.002 |
| 去医院看病麻烦 | 347 | 44.83 | 303 | 16.29 | 239.538 | 0.000 |
| 其他 | 18 | 2.33 | 18 | 0.97 | 7.475 | 0.006 |

### 3. 感冒

对不同人口类型与感冒进行交叉分析，除了出现感冒、未就诊、具有治疗经验、缺钱以外，卡方分析 $P<0.05$，表示均存在显著差异(见表 2-12)。流动人口与户籍人口的处理方式也都倾向于不就诊，与腹泻和发热的处理方式类似，流动人口选择工作忙、没时

间、缺钱及就诊麻烦的比例显著高于户籍人口，这说明劳动时长、经济能力及就诊程序不仅直接影响其健康，而且间接影响其维护健康的方式。

表 2-12 流动人口与户籍人口感冒处置对比

| 感冒 | 流动人口 | | 户籍人口 | | $\chi^2$ | $P$ |
|---|---|---|---|---|---|---|
| | 人数 | 比例/% | 人数 | 比例/% | | |
| 出现感冒 | 317 | 2.26 | 356 | 2.54 | 3.179 | 0.204 |
| 未就诊 | 180 | 56.78 | 212 | 59.55 | 1.586 | 0.452 |
| 病症不是很严重 | 84 | 46.67 | 98 | 27.53 | 19.527 | 0.000 |
| 具有治疗经验 | 16 | 8.89 | 19 | 5.34 | 2.471 | 0.116 |
| 身体好，能自愈 | 41 | 22.78 | 50 | 14.04 | 6.468 | 0.011 |
| 工作忙，没时间 | 26 | 14.44 | 21 | 5.90 | 10.913 | 0.001 |
| 缺钱 | 8 | 4.44 | 9 | 2.53 | 1.430 | 0.232 |
| 去医院看病麻烦 | 52 | 28.89 | 70 | 19.66 | 5.788 | 0.016 |
| 其他 | 10 | 5.56 | 6 | 1.69 | 6.183 | 0.013 |

### (四)流动人口流行病处置方式影响因素对比

在对流动人口与户籍人口流行病处理方式选择原因的分析中，劳动时长、经济顾虑及医疗程序烦琐为主要原因，除此之外，还需考虑政府政策是否发挥了托底作用。

### 1. 就诊地点选择

对不同人口类型与就诊地点进行交叉分析，卡方分析 $P<0.05$，表示存在显著差异(见表 2-13)。流动人口选择在本地看病的比例为 81.0%，选择不治疗的比例为 18.3%；户籍人口选择在本地就诊的比例为 81.5%，选择不治疗的比例为 18.0%。流动人口倾向于本地就医，说明其长期居留意愿明显。

表 2-13 流动人口与户籍人口就诊地点选择对比

| 就诊地点 | 流动人口 | | 户籍人口 | | 合计 | |
|---|---|---|---|---|---|---|
| | 人数 | 比例/% | 人数 | 比例/% | 人数 | 比例/% |
| 本地 | 6 414 | 81.0 | 6 350 | 81.5 | 12 764 | 81.3 |
| 户籍地 | 42 | 0.5 | 17 | 0.2 | 59 | 0.4 |
| 其他 | 16 | 0.2 | 15 | 0.2 | 31 | 0.2 |

| 就诊地点 | 流动人口 | | 户籍人口 | | 合计 | |
| --- | --- | --- | --- | --- | --- | --- |
| | 人数 | 比例/% | 人数 | 比例/% | 人数 | 比例/% |
| 不治疗 | 1 447 | 18.3 | 1 405 | 18.0 | 2 852 | 18.2 |
| 合计 | 7 919 | 100.0 | 7 787 | 100.0 | 15 706 | 100.0 |
| $\chi^2$ | 10.456 | | | | | |
| $P$ | 0.015 | | | | | |

### 2. 参加保险的类型对比

对不同人口类型与参加保险的类型进行交叉分析,卡方分析 $P<0.05$,表示均存在显著差异(见表 2-14)。新型农村合作医疗保险和城镇职工医疗保险是流动人口的主要参保类型,新型农村合作医疗保险的占比为 61.8%,城镇职工医疗保险的占比为 23.7%。城镇职工医疗保险是户籍人口的主要参保类型,占比为 54.4%。这说明,流动人口享用医疗及卫生服务的保障主要来源于新型农村合作医疗保险和城镇职工医疗保险,流动人口虽然在城市就业,但是城镇职工医疗保险类型占比不高,新型农村合作医疗保险的保障能力有限,未来需要着重提高流动人口城镇职工医疗保险的参保比例。

表 2-14　流动人口与户籍人口参加保险的类型对比

| 参加保险的类型 | 流动人口 | | 户籍人口 | | $\chi^2$ | $P$ |
| --- | --- | --- | --- | --- | --- | --- |
| | 人数 | 比例/% | 人数 | 比例/% | | |
| 新型农村合作医疗保险 | 8 650 | 61.8 | 2 197 | 15.7 | 6 268.383 | 0.000 |
| 城乡居民合作医疗保险 | 814 | 5.8 | 1 153 | 8.2 | 62.787 | 0.000 |
| 城镇居民医疗保险 | 770 | 5.5 | 3 250 | 23.2 | 1 786.038 | 0.000 |
| 城镇职工医疗保险 | 3 315 | 23.7 | 7 622 | 54.4 | 2 782.380 | 0.000 |
| 公费医疗 | 211 | 1.5 | 740 | 5.3 | 304.528 | 0.000 |

### 3. 参加保险地对比

对不同人口类型与各个保险参加保险地对比进行交叉分析,卡方分析 $P<0.05$,表示均存在显著差异(见表 2-15)。户籍人口基本为本地参保,流动人口的参保地却比较分散。流动人口中,新型农村合作医疗保险本地参加保险的比例为 2.94%,城乡居民合作医疗保险本地参加保险的比例为 36.98%,城镇居民医疗保险本地参加保险的比例为 60.65%,只有城镇职工医疗保险本地参加保险的比例高达 93.60%。参加保险地分散使政府亟须

配套解决医疗保险异地结算问题。

表 2-15　流动人口与户籍人口参加保险地对比

| 参加保险地对比 | 流动人口 | | 户籍人口 | | $\chi^2$ | $P$ |
|---|---|---|---|---|---|---|
| | 人数 | 比例/% | 人数 | 比例/% | | |
| 新型农村合作医疗保险 | 254 | 2.94 | 2 167 | 98.63 | 9 254.354 | 0.000 |
| 城乡居民合作医疗保险 | 301 | 36.98 | 1 148 | 99.57 | 963.495 | 0.000 |
| 城镇居民医疗保险 | 467 | 60.65 | 3 229 | 99.35 | 1 258.730 | 0.000 |
| 城镇职工医疗保险 | 3 103 | 93.60 | 7 501 | 98.40 | 220.106 | 0.000 |
| 公费医疗 | 162 | 75.70 | 734 | 98.79 | 148.798 | 0.000 |

### 4. 社会保障卡对比

对不同人口类型与是否办理社会保障卡进行交叉分析，卡方分析 $P<0.05$，表示存在显著差异(见表 2-16)。流动人口享受的政府保障弱于户籍人口。流动人口中办理社会保障卡的比例为 50.9%，没有办理社会保障卡的占比为 49.1%；户籍人口办理社会保障卡的比例为 83.7%，没有办理社会保障卡的比例只有 16.3%。

表 2-16　流动人口与户籍人口办理社会保障卡对比

| 是否办理社会保障卡 | 流动人口 | | 户籍人口 | | 合计 | |
|---|---|---|---|---|---|---|
| | 人数 | 比例/% | 人数 | 比例/% | 人数 | 比例/% |
| 是 | 7 125 | 50.9 | 11 722 | 83.7 | 18 847 | 67.3 |
| 否 | 6 873 | 49.1 | 2 278 | 16.3 | 9 151 | 32.7 |
| 合计 | 13 998 | 100.0 | 14 000 | 100.0 | 27 998 | 100.0 |
| $\chi^2$ | 3 428.553 | | | | | |
| $P$ | 0.000 | | | | | |

### 5. 流动人口居住证

数据调查结果(见表 2-17)显示，流动人口没办且没听说过居住证的占比为 73.4%，没办但听说过居住证的占比为 23.7%，已经办理居住证的占比只有 0.9%，不清楚的占比为 2.0%。居住证为流动人口在流入地享用公共服务的合法证件，这说明《居住证管理方案》落实效果并不明显，未来需要加强宣传力度和享用福利的吸引力。

表 2-17　流动人口居住证办理比例

| 居住证 | 人数 | 比例/% |
|---|---|---|
| 没办且没听说过 | 10 271 | 73.4 |
| 没办但听说过 | 3 319 | 23.7 |
| 已经办理 | 128 | 0.9 |
| 不清楚 | 280 | 2.0 |
| 合计 | 13 998 | 100.0 |

# 二、流动人口内部卫生服务享用差异对比分析

本研究根据 2017 年流动人口与户籍人口卫生服务专项调查，运用描述性统计分析对比流动人口内部利用卫生服务的状况是否与其流动特征、经济地位、居留意愿及融合程度相关联。结果显示：经济原因迁移人口利用卫生服务的比例低于社会原因与家庭原因迁移人口，跨省流动人口利用状况弱于省内流动及市内流动人口。流动人口文化水平越高，享用卫生服务状况越好，但收入与卫生服务利用并未呈现同样的规律，就业类型为第二产业的流动人口卫生服务享用状况弱于就业类型为第一产业的流动人口卫生服务享用状况和就业类型为第三产业的流动人口卫生服务享用状况。居留时间越长，居留困难越少，社会融合程度越好，享用卫生服务的状况越好。因此，卫生服务供给应该优先关注那些追求经济收入而跨省流动且在第二产业就业的低学历人口，同时提高其居留意愿和社会融合程度，有利于增强其利用卫生服务的主动性。

## (一)流动特征与流动人口卫生服务利用差异

### 1. 不同流动时间对卫生服务的影响

对不同流动时间与卫生服务进行交叉分析，卡方分析 $P<0.05$，表示存在显著差异(见表 2-18)。流动时间 10 年以下未听说过卫生服务的比例为 39.5%，流动时间 10 年及以上未听说过卫生服务的比例为 41.3%；流动时间 10 年以下未建立健康档案的比例为 69.6%，流动时间 10 年及以上未建立健康档案的比例为 70.7%；流动时间 10 年以下未接受过免费卫生服务的占比为 63.4%，流动时间 10 年以上未接受过免费卫生服务的比例为 63.7%；流动时间 10 年以下一年内获得两种以上健康教育的比例为 54.3%，流动

时间 10 年及以上一年内获得两种以上健康教育的占比为 51.5%。总体来讲，流动人口卫生服务的享用状况并未因为流动时间增加而变好。

表 2-18　不同流动时间对卫生服务的影响

| 流动时间 | 未听说过卫生服务 | | 未建立健康档案 | | 未接受过免费卫生服务 | | 一年内获得两种以上健康教育 | |
|---|---|---|---|---|---|---|---|---|
| | 人数 | 比例/% | 人数 | 比例/% | 人数 | 比例/% | 人数 | 比例/% |
| ＜10 年 | 45 909 | 39.5 | 70 278 | 69.6 | 2 975 | 63.4 | 54 807 | 54.3 |
| ≥10 年 | 22 148 | 41.3 | 37 919 | 70.7 | 2 921 | 63.7 | 27 643 | 51.5 |
| 合计 | 68 057 | 40.0 | 108 197 | 70.0 | 5 896 | 63.6 | 82 450 | 53.3 |
| $\chi^2$ | 49.860 | | 17.493 | | 109.970 | | 17.493 | |
| $P$ | 0.000 | | 0.000 | | 0.000 | | 0.000 | |

### 2. 不同流动原因对卫生服务的影响

对不同流动原因与卫生服务进行交叉分析，卡方分析 $P<0.05$，表示存在显著差异(见表 2-19)。经济原因中未听说过卫生服务的占比为 40.6%，家庭原因中未听说过卫生服务的占比为 37.0%，社会原因中未听说过卫生服务的占比为 42.2%。经济原因中未建立健康档案的占比为 70.8%，家庭原因中未建立健康档案的占比为 65.7%，社会原因中未建立健康档案的占比为 67.2%。经济原因中未接受过免费卫生服务的占比为 66.2%，家庭原因中未接受过免费卫生服务的占比为 57.9%，社会原因中未接受过免费卫生服务的占比为 51.4%。经济原因中一年内获得两种以上健康教育的占比为 53.9%，家庭原因中一年内获得两种以上健康教育的占比为 50.9%，社会原因中一年内获得两种以上健康教育的占比为 45.8%。不管何种流动原因，流动人口整体利用卫生服务的状况均较差，但追求经济收入的流动人口利用卫生服务的情况更弱。

表 2-19　不同流动原因对卫生服务的影响

| 流动原因 | 未听说过卫生服务 | | 未建立健康档案 | | 未接受过免费卫生服务 | | 一年内获得两种以上健康教育 | |
|---|---|---|---|---|---|---|---|---|
| | 人数 | 比例/% | 人数 | 比例/% | 人数 | 比例/% | 人数 | 比例% |
| 经济 | 57 656 | 40.6 | 91 023 | 70.8 | 4 350 | 66.2 | 69 243 | 53.9 |
| 家庭 | 9 656 | 37.0 | 16 041 | 65.7 | 1 415 | 57.9 | 12 435 | 50.9 |
| 社会 | 745 | 42.2 | 1 133 | 67.2 | 131 | 51.4 | 772 | 45.8 |
| 合计 | 68 057 | 40.0 | 108 197 | 70.0 | 5 896 | 63.6 | 82 450 | 53.3 |
| $\chi^2$ | 121.633 | | 266.687 | | 70.138 | | 111.790 | |
| $P$ | 0.000 | | 0.000 | | 0.000 | | 0.000 | |

### 3. 不同流动范围与卫生服务交叉分析

对不同流动范围与卫生服务进行交叉分析，卡方分析 $P<0.05$，表示存在显著差异，整体表现为流动范围越大，卫生服务利用效果越差(见表2-20)。跨省流动人口未听说过卫生服务的占比为44.3%，省内跨市未听说过卫生服务的占比为36.2%，市内跨县未听说过卫生服务的占比为35.3%；跨省流动未建立健康档案的占比为74.7%，省内跨市未建立健康档案的占比为66.1%，市内跨县未建立健康档案的占比为64.7%。跨省流动未接受过免费卫生服务的占比为67.4%，省内跨市未接受过免费卫生服务的占比为60.4%，市内跨县未接受过免费卫生服务的占比为59.5%。跨省流动一年内获得两种以上健康教育的比例也明显少于省内跨市和市内跨县的流动人口。

表 2-20 不同流动范围与卫生服务交叉分析

| 流动范围 | 未听说过卫生服务 | | 未建立健康档案 | | 未接受过免费卫生服务 | | 一年内获得两种以上健康教育 | |
|---|---|---|---|---|---|---|---|---|
| | 人数 | 比例/% | 人数 | 比例/% | 人数 | 比例/% | 人数 | 比例/% |
| 跨省 | 37 149 | 44.3 | 55 910 | 74.7 | 2 982 | 67.4 | 36 769 | 49.1 |
| 省内跨市 | 20 253 | 36.2 | 34 159 | 66.1 | 1 788 | 60.4 | 29 537 | 57.2 |
| 市内跨县 | 10 655 | 35.3 | 18 128 | 64.7 | 1 126 | 59.5 | 16 144 | 57.6 |
| 合计 | 68 057 | 40.0 | 108 197 | 70.0 | 5 896 | 63.6 | 82 450 | 53.3 |
| $\chi^2$ | 1 278.414 | | 1 531.419 | | 54.401 | | 1 044.794 | |
| $P$ | 0.000 | | 0.000 | | 0.000 | | 0.000 | |

## (二)经济地位与流动人口卫生服务利用差异

### 1. 文化程度与卫生服务享用现状

对文化程度与卫生服务享用现状进行交叉分析，卡方分析 $P<0.05$，表示存在显著差异，文化水平越高，卫生服务水平越好(见表2-21)。小学及以下文化程度流动人口未听说过卫生服务的占比为49.0%，初中文化程度未听说过卫生服务的占比为41.3%，高中或中专/技校/职业高中未听说过卫生服务的占比为35.1%，而本科及以上文化程度未听说过卫生服务的占比为33.1%。小学及以下文化程度流动人口未建立健康档案的比例略高于其他文化程度的流动人口，健康教育的享用比例低于其他文化程度的流动人口，但三者在未接受过免费卫生服务方面比例相当。

表 2-21　文化程度与卫生服务享用现状交叉分析

| 文化程度 | 未听说过卫生服务 | | 未建立健康档案 | | 未接受过免费卫生服务 | | 一年内获得两种以上健康教育 | |
|---|---|---|---|---|---|---|---|---|
| | 人数 | 比例/% | 人数 | 比例/% | 人数 | 比例/% | 人数 | 比例/% |
| 小学及以下 | 14 185 | 49.0 | 19 204 | 72.9 | 2 154 | 63.3 | 12 028 | 45.6 |
| 初中 | 30 633 | 41.3 | 47 368 | 70.5 | 2 366 | 63.9 | 35 548 | 52.9 |
| 高中或中专/技校/职业高中 | 19 328 | 35.1 | 34 038 | 68.1 | 1 208 | 63.2 | 28 746 | 57.5 |
| 本科及以上 | 3 911 | 33.1 | 7587 | 68.8 | 168 | 65.4 | 6 128 | 55.6 |
| 合计 | 68 057 | 40.0 | 108 197 | 70.0 | 5 896 | 63.6 | 82 450 | 53.3 |
| $\chi^2$ | 1791.562 | | 208.864 | | 0.778 | | 998.808 | |
| $P$ | 0.000 | | 0.000 | | 0.855 | | 0.000 | |

**2. 工资收入与卫生服务享用现状**

对工资收入与卫生服务享用现状进行交叉分析,卡方分析 $P<0.05$,表示存在显著差异,但并未呈现收入越高卫生服务享用状况越好的趋势(见表 2-22)。工资收入 3000 元以下未听说过卫生服务的占比为 44.1%,工资收入 8000 元以上未听说过卫生服务的占比为 39.6%;工资收入 3000 元以下一年内获得两种以上健康教育的占比为 49.7%,工资收入 8000 元以上一年内获得两种以上健康教育的占比为 52.4%。在建立健康档案和免费卫生服务享用中,不同经济收入流动人口的未享用比例均较高,但高收入者未享用免费卫生服务的比例却高于低收入者,这与已有研究中流动人口受制于经济顾虑和劳动强度,无暇顾及健康维护的结论相符合(俞林伟等,2017)。

表 2-22　工资收入与卫生服务享用现状交叉分析

| 工资收入/元 | 未听说过卫生服务 | | 未建立健康档案 | | 未接受过免费卫生服务 | | 一年内获得两种以上健康教育 | |
|---|---|---|---|---|---|---|---|---|
| | 人数 | 比例/% | 人数 | 比例/% | 人数 | 比例/% | 人数 | 比例/% |
| 3000 以下 | 11 545 | 44.1 | 16 262 | 70.5 | 1 449 | 62.3 | 11 461 | 49.7 |
| 3001~5000 | 20 579 | 40.1 | 32 019 | 69.2 | 1 714 | 61.3 | 25 076 | 54.2 |
| 5001~8000 | 20 151 | 38.3 | 33 291 | 69.0 | 1 519 | 64.4 | 26 530 | 55.0 |
| 8000 以上 | 15 780 | 39.6 | 26 620 | 72.0 | 1 214 | 67.8 | 19 378 | 52.4 |
| 合计 | 68 055 | 40.0 | 108 192 | 70.0 | 5 896 | 63.6 | 82 445 | 53.3 |
| $\chi^2$ | 249.004 | | 109.213 | | 22.336 | | 200.044 | |
| $P$ | 0.000 | | 0.000 | | 0.000 | | 0.000 | |

### 3. 行业类型与卫生服务享用现状

对行业类型与卫生服务享用现状进行交叉分析，卡方分析 $P<0.05$，表示存在显著差异，第二产业中就业的流动人口卫生服务享用效果最差(见表 2-23)。第二产业中未听说过卫生服务的占比为 40.9%，第一产业中未听说过卫生服务的占比为 38.6%，第三产业中未听说过卫生服务的占比为 37.4%；第二产业中未建立健康档案的占比为 71.1%，第一产业中未建立健康档案的占比为 62.9%，第三产业中未建立健康档案的占比为 69.9%；第二产业中未接受过免费卫生服务的占比为 67.7%，第一产业中未接受过免费卫生服务的占比为 55.8%，第三产业中未接受过免费卫生服务的占比为 63.6%。三类行业类型的流动人口在健康教育服务的享用中整体状况趋同，即超过一半的流动人口没有获得健康教育。

表 2-23　行业类型与卫生服务享用现状交叉分析

| 行业类型 | 未听说过卫生服务 | | 未建立健康档案 | | 未接受过免费卫生服务 | | 一年内获得两种以上健康教育 | |
|---|---|---|---|---|---|---|---|---|
| | 人数 | 比例/% | 人数 | 比例/% | 人数 | 比例/% | 人数 | 比例/% |
| 第一产业 | 1 760 | 38.6 | 2 709 | 62.9 | 215 | 55.8 | 2 322 | 53.9 |
| 第二产业 | 41 780 | 40.9 | 65 322 | 71.1 | 2 880 | 67.7 | 49 717 | 54.1 |
| 第三产业 | 12 442 | 37.4 | 21 304 | 69.9 | 830 | 63.6 | 16 782 | 55.0 |
| 合计 | 55 982 | 40.0 | 89 335 | 70.5 | 3 925 | 66.0 | 68 821 | 54.3 |
| $\chi^2$ | 131.687 | | 109.213 | | 26.778 | | 8.644 | |
| $P$ | 0.000 | | 0.000 | | 0.000 | | 0.013 | |

## (三)居留意愿与流动人口卫生服务利用差异

### 1. 居留原因与卫生服务享用状况

对居留原因与卫生服务享用状况进行交叉分析，卡方分析 $P<0.05$，表示存在显著差异(见表 2-24)。与流动原因类似，由于经济原因选择长久居留在流入地的流动人口享用卫生服务的状况最差。在卫生服务知晓率、健康档案、免费卫生服务、健康教育四类卫生服务的享用中，居留原因为经济需求的流动人口利用卫生服务的状况最差。这说明，经济压力始终是悬在流动人口头上的"达摩克利斯剑"，解决流动人口卫生服务利用问题必须配套缓解其经济压力的政策。

表 2-24　居留原因与卫生服务享用交叉分析

| 居留原因 | 未听说过卫生服务 | | 未建立健康档案 | | 未接受过免费卫生服务 | | 一年内获得两种以上健康教育 | |
|---|---|---|---|---|---|---|---|---|
| | 人数 | 比例/% | 人数 | 比例/% | 人数 | 比例/% | 人数 | 比例/% |
| 经济 | 27 630 | 41.1 | 333.705 | 41.1 | 1 817 | 66.4 | 31 195 | 52.7 |
| 社会 | 16 247 | 35.8 | 0.000 | 35.8 | 1 598 | 62.8 | 24 344 | 56.5 |
| 家庭 | 10 461 | 37.5 | 333.705 | 37.5 | 1 448 | 60.3 | 14 234 | 53.4 |
| 合计 | 54 338 | 38.7 | 0.000 | 38.7 | 4 863 | 63.3 | 69 773 | 54.1 |
| $\chi^2$ | 333.705 | | 253.696 | | 20.404 | | 148.108 | |
| $P$ | 0.000 | | 0.000 | | 0.000 | | 0.000 | |

## 2. 居留时间与卫生服务享用状况

对居留时间与卫生服务享用状况进行交叉分析，卡方分析 $P<0.05$，表示存在显著差异(见表 2-25)。总体来看，随着居留时间的增加卫生服务享用状况在变好，没想好是否居留的流动人口未听说过卫生服务的占比为 44.6%，而居留时间超过 10 年的未听说过卫生服务的占比为 36.5%，打算定居的流动人口未听说过卫生服务的占比为 34.9%。在健康档案、免费卫生服务及健康教育享用中，仍然呈现此种规律，居留时间越长，卫生服务享用效果越好。尽管流动人口对卫生服务的利用比例没有随着流动时间的增长而增加，却随着居留时间的增长而增加，这说明频繁流动不利于卫生服务享用，但流动后的稳定居留有利于卫生服务享用，在未来卫生服务资源分配中需要考虑居留意愿因素。

表 2-25　居留时间与卫生服务享用状况交叉分析

| 居留时间 | 未听说过卫生服务 | | 未建立健康档案 | | 未接受过免费卫生服务 | | 一年内获得两种以上健康教育 | |
|---|---|---|---|---|---|---|---|---|
| | 人数 | 比例/% | 人数 | 比例/% | 人数 | 比例/% | 人数 | 比例/% |
| 没想好 | 15 405 | 44.6 | 22916 | 73.1 | 1 155 | 68.3 | 15 751 | 50.2 |
| 1～2 年 | 4 743 | 42.2 | 6 068 | 71.8 | 258 | 64.8 | 4 407 | 52.1 |
| 3～5 年 | 8 173 | 38.6 | 13 241 | 70.4 | 593 | 67.3 | 10 548 | 56.1 |
| 6～10 年 | 2 988 | 36.6 | 5 254 | 68.6 | 245 | 62.7 | 4 477 | 58.5 |
| 10 年以上 | 5 138 | 36.5 | 8 991 | 67.2 | 541 | 65.9 | 7 658 | 57.2 |
| 打算定居 | 17 891 | 34.9 | 32 417 | 65.8 | 2 071 | 59.2 | 26 932 | 54.7 |
| 合计 | 54 338 | 38.7 | 88 887 | 69.0 | 4 863 | 63.3 | 69 773 | 54.1 |
| $\chi^2$ | 915.007 | | 545.156 | | 53.348 | | 350.662 | |
| $P$ | 0.000 | | 0.000 | | 0.000 | | 0.000 | |

### 3. 居留困难与卫生服务享用现状

对居留困难与卫生服务享用现状进行交叉分析，卡方分析 $P<0.05$，表示存在显著差异(见表 2-26)。有居留困难的流动人口在卫生服务知晓率、健康档案、免费卫生服务享用、健康教育方面整体弱于没有居留困难的流动人口。若要改善流动人口的健康状况，则卫生服务供给自然是根本解决办法，但了解其居留困难，促进其就地城镇化是配套策略。

表 2-26  居留困难与卫生服务享用现状交叉分析

| 居留困难 | 未听说过卫生服务 | | 未建立健康档案 | | 未接受过免费卫生服务 | | 一年内获得两种以上健康教育 | |
|---|---|---|---|---|---|---|---|---|
| | 人数 | 比例/% | 人数 | 比例/% | 人数 | 比例/% | 人数 | 比例/% |
| 没有 | 28 903 | 37.8 | 46 519 | 68.3 | 1 927 | 58.4 | 37 231 | 54.6 |
| 有 | 39 154 | 41.9 | 61 678 | 71.4 | 3 969 | 66.4 | 45 219 | 52.3 |
| 合计 | 68 057 | 40.0 | 108 197 | 70.0 | 5 896 | 63.6 | 82 450 | 53.3 |
| $\chi^2$ | 295.429 | | 174.027 | | 59.295 | | 82.120 | |
| $P$ | 0.000 | | 0.000 | | 0.000 | | 0.000 | |

## (四)融合程度与流动人口卫生服务利用差异

### 1. 不同居住地喜欢程度与卫生服务知晓率

对不同居住地喜欢程度与卫生服务知晓率进行交叉分析，卡方分析 $P<0.05$，表示存在显著差异(见表 2-27)。喜欢居住地但未听说过卫生服务的比例为 39.7%，不喜欢居住地也未听说过卫生服务的比例却高达 51.0%；喜欢居住地但未建立健康档案的比例为 69.8%，不喜欢居住地也未建立健康档案的占比为 77.1%；喜欢居住地且一年内获得两种以上健康教育的比例为 53.6%，不喜欢居住地且一年内获得两种以上健康教育的比例为 43.4%；喜欢居住地但未接受过免费卫生服务的比例为 63.3%，不喜欢居住地且未接受过免费卫生服务的比例为 73.2%。这说明，对居住地的认同程度越高，卫生服务利用状况越好，流动人口越喜欢居住地，越倾向于接受居住地的卫生习惯和健康行为方式。

### 2. 主观融入感受与卫生服务享用现状

对主观融入感受与卫生服务享用现状进行交叉分析，卡方分析 $P<0.05$，表示存在显著差异(见表 2-28)。主观融入感越好，卫生服务享用效果越好。认为已融入居住地的流

动人口在卫生服务知晓率、健康档案建立、免费卫生服务享用、健康教育四类卫生服务的利用上都优于融入感差的流动人口,再次印证了促进社会融合有利于提高流动人口享用卫生服务的主动性。

表 2-27　居住地喜欢程度与卫生服务享用现状交叉分析

| 居住地喜欢程度 | 未听说过卫生服务 | | 未建立健康档案 | | 未接受过免费卫生服务 | | 一年内获得两种以上健康教育 | |
| --- | --- | --- | --- | --- | --- | --- | --- | --- |
| | 人数 | 比例/% | 人数 | 比例/% | 人数 | 比例/% | 人数 | 比例/% |
| 不喜欢 | 2 308 | 51.0 | 2 993 | 77.1 | 210 | 73.2 | 1 685 | 43.4 |
| 喜欢 | 65 749 | 39.7 | 105 204 | 69.8 | 5 686 | 63.3 | 80 765 | 53.6 |
| 合计 | 68 057 | 40.0 | 108 197 | 70.0 | 5 896 | 63.6 | 82 450 | 53.3 |
| $\chi^2$ | 232.151 | | 95.786 | | 11.743 | | 157.777 | |
| $P$ | 0.000 | | 0.000 | | 0.001 | | 0.000 | |

表 2-28　主观融入感受与卫生服务享用现状交叉分析

| 主观融入感受 | 未听说过卫生服务 | | 未建立健康档案 | | 未接受过免费卫生服务 | | 一年内获得两种以上健康教育 | |
| --- | --- | --- | --- | --- | --- | --- | --- | --- |
| | 人数 | 比例/% | 人数 | 比例/% | 人数 | 比例/% | 人数 | 比例/% |
| 差 | 6 004 | 51.0 | 7537 | 77.0 | 457 | 75.0 | 4 210 | 43.0 |
| 好 | 62 053 | 39.7 | 100 660 | 69.5 | 5 439 | 62.8 | 78 240 | 54.0 |
| 合计 | 68 057 | 40.0 | 108 197 | 70.0 | 5 896 | 63.6 | 82 450 | 53.3 |
| $\chi^2$ | 682.520 | | 243.508 | | 36.919 | | 448.376 | |
| $P$ | 0.000 | | 0.000 | | 0.000 | | 0.000 | |

### 3. 生活习惯的适应性与卫生服务享用现状

对生活习惯的适应性与卫生服务享用现状进行交叉分析,卡方分析 $P<0.05$,表示存在显著差异(见表 2-29)。生活习惯的适应性越强,卫生服务享用效果越差,原因在于流动人口多为农业转移人口,原有卫生习惯不适宜城市生活。生活习惯的适应性差的流动人口未听说过卫生服务的比例为 37.5%,生活习惯的适应性强的流动人口未听说过卫生服务的比例为 42.1%;生活习惯的适应性差的流动人口未建立健康档案的比例为 68.3%,生活习惯的适应性强的流动人口未建立健康档案的比例为 71.4%;生活习惯的适应性差的流动人口获得健康教育的比例为 55.4%,生活习惯的适应性强的流动人口获得健康教育的比例为 51.7%;生活习惯的适应性差的流动人口未接受过免费卫生服务的比例为 61.1%,生活习惯的适应性强的流动人口未接受过免费卫生服务的比例为 65.4%。

表 2-29　生活习惯的适应性与卫生服务享用现状交叉分析

| 生活习惯的适应性 | 未听说过卫生服务 | | 未建立健康档案 | | 未接受过免费卫生服务 | | 一年内获得两种以上健康教育 | |
|---|---|---|---|---|---|---|---|---|
| | 人数 | 比例/% | 人数 | 比例/% | 人数 | 比例/% | 人数 | 比例/% |
| 差 | 28 482 | 37.5 | 47 641 | 68.3 | 2 344 | 61.1 | 38 632 | 55.4 |
| 强 | 39 575 | 42.1 | 60 556 | 71.4 | 3 552 | 65.4 | 43 818 | 51.7 |
| 合计 | 68 057 | 40.0 | 10 8197 | 70.0 | 5 896 | 63.6 | 82 450 | 53.3 |
| $\chi^2$ | 358.477 | | 178.393 | | 17.669 | | 210.208 | |
| $P$ | 0.000 | | 0.000 | | 0.000 | | 0.000 | |

# 三、流动人口卫生服务获得感影响因素实证检验

## (一)流动人口卫生服务获得感影响机制模型构建

健康既是个体生命的基石，也是国家发展的基础。流动人口属于健康风险高危群体(Gransow，2010)，但高昂的医疗费用和苛刻的工作安排导致大部分人更愿意选择自我医疗或者去资质欠缺的小诊所就医 (Hong，2006；俞林伟，2017)。医疗卫生体制改革的"大卫生"理念强调以治未病为中心，因此流动人口健康问题的解决需由医疗服务向卫生服务转移。现有流动人口卫生服务的研究呈现聚焦化特征，一是研究视角聚焦于政府管理，侧重从供给角度解决卫生服务均等化问题(朱亚鹏，2014；岳经纶，2014)；二是研究问题聚焦，流动人口的卫生服务问题基本围绕不同地域及疾病类型的群体如何利用卫生服务展开(梁宏，2018；纪颖，2013；宋月萍，2019)；三是研究变量聚焦，经济因素与人口学因素是流动人口卫生服务利用研究的主要影响变量，收入、年龄与教育程度是高频变量(郭静，2015；李晨，2010；袁雁飞，2012)。

处理好改革"最后一公里"的关键在于把改革方案的含金量充分展示出来，让人民群众有更多获得感(康来云，2016)，人民获得感是衡量改革客观投入与民众主观感知的重要绩效指标(李利平，2016)。卫生服务获得感属于典型的民生获得感，民生获得感是民众对基本生存机会、基本发展能力和基本权益保护的主观感知(文宏，2018)，保障卫生服务供给就是充分保障民众的生存权和发展权。目前国内外卫生服务获得感的研究主要集中在探讨卫生服务均等化与民生获得感的关系上(Heo，2015；程迪尔，2019；陈奕君，2019)，通过设计量化评价指标探索卫生服务均等化对民生获得感的影响，并进一

步探索这种影响的时滞溢出效应。

在影响卫生服务获得感的社会因素的研究中，最为经典的是健康社会决定因素模型 (Whitehead et al.，1991；郭岩，2009)。该模型总体上将影响个体健康的因素分为遗传、健康生活方式、社区环境、社会结构及宏观环境，其中社会结构因素直接作用于其他因素，社会经济地位就属于典型的社会结构因素，通常用收入、教育、职业三个指标来衡量(李鲁，2012)，社会经济地位对于流动人口卫生服务获得感的影响主要体现在收入直接影响其卫生保健及医疗消费支出，甚至造成其就诊延迟(周成超，2011；侯慧丽，2007)，教育和职业以及缺乏医疗保障是造成这种结果的主要原因，这些研究间接反映出流动人口在医疗卫生资源分配中处于弱势地位。

2014 年的流动人口动态监测数据显示半数以上的流动人口有长期居留的意愿，实证研究表明，新生代比老一代流动人口具有更强的留城意愿(Hu F，2011；罗小峰，2013)。因此现有研究一方面关注不同类型流动人口居留意愿差异，另一方面学界开始关注流动人口个体健康与城市公共服务供给对于居留意愿的影响。研究显示老一代流动人口居留意愿高于新生代，新生代流动人口内部则出现分化，80 后居留意愿高于 90 后。流动人口居留意愿与公共服务获得率呈现出随城市规模扩大而上升的梯度变动特征，城市越大，其获得的公共服务越多，其居留意愿越高(张航空，2014；扈新强，2017；林李月，2019)。研究发现总体健康情况和心理健康情况好的流动人口更愿意留在城市长期居留，农村户籍流动人口居留意愿较低，但对已经获得城市公共服务的流动人口而言，不同户籍流动人口的长期居留意愿无显著差异。同时人力资本较好、家庭负担较小及大型城市的流动人口更容易获取城市公共服务且留城意愿较强(祁静，2018；刘乃全，2017)。

居住条件、工作环境与职业风险消耗着流动人口的健康资本，不同的生活方式、人际环境、社会规范影响着流动人口的心理融入，因此社会融合对于流动人口卫生服务获得感的影响主要体现在其直接影响流动人口的生理健康与心理健康。国外研究表明，流动人口在社会融合过程中往往会遭遇社会歧视，而在流入地所受的歧视经历不仅会影响其精神健康状况(Agudelo-Suarez A，2009；Finch B K，2000；Liebkind K，2000)，还会对其血压等生理健康指标产生持续负面的影响(Borrell C，2009；Pascoe E A，2009)。成年流动者在流出前就已经完成了社会化过程，形成了为人处世的基本态度和价值观，这些根深蒂固的理念难以很快转变，如果不能和流入地的社会规范与行为方式融合，流动人口极有可能会产生扭曲的价值理念，进而影响心理健康(杨菊华，2009；悦中山，2014)。

综上所述，目前对于流动人口健康问题的解决路径不能单纯依靠医疗服务，供给主体上也无法单独依靠政府，需要贯彻"大卫生"理念，通过卫生服务供给预防健康问题的发生，这就需要研究流动人口的主观感受，找到影响其获得感的因素。既然社会经济地位直接影响流动人口获取健康资源的能力，社会融合对于流动人口的心理健康和生理健康都有直接影响，那么必须关注社会经济地位与融合程度对于流动人口卫生服务获得感的作用机理。对于居留意愿与卫生服务的关系学界缺乏关于二者互动关系的研究，目前主要关注卫生服务对居留意愿的影响，而居留意愿是否会提高流动人口对卫生服务的心理预期，进而反向影响卫生服务获得感也是需要关注的问题。故本研究以流动人口卫生服务获得感作为研究对象，考察社会经济地位、居留意愿以及社会融合如何影响卫生服务获得的便利性、数量以及质量，通过建立流动人口卫生服务获得感与社会经济地位、居留意愿及社会融合的实证模型，尝试有针对性地回答上述问题。

通过提升人民群众的获得感来释放改革的含金量是当前国家在民生领域的决策逻辑，单一的供给侧思维必须向需求侧转移。卫生服务供给作为典型的民生服务必然顺应这个治理思路，一方面通过需求方获得感研究促使卫生服务供给更加精准，另一方面可以发挥需求侧的结果导向作用，从获得感角度评价卫生服务的供给绩效。基于这个前提，本研究拟从卫生服务供给中流动人口的主观感受出发，划分卫生服务获得感的构成要素，依据公共服务供给过程的特点(原光，2018)，从如何得到、得到多少、结果如何三个维度划分卫生服务获得感的衡量指标，具体对应卫生服务便利感、卫生服务数量感及卫生服务质量感，如图 2-1 所示。

世界卫生组织提出的"健康社会决定因素"的概念目前被广为接受，即除了那些直接导致疾病的因素之外，生活环境中社会分层和社会条件不同也是导致疾病的原因，最为经典的研究当数达尔格伦和怀特海德构建的健康社会影响因素分层模型，该模型根据健康社会因素重要程度进行分层，采用收入、教育、职业三个指标来衡量社会经济地位。本研究沿用这种分类方法。同时，由于中国社会分层形成了不同的医保模式，不同医保类型形成的差异化支付能力直接影响流动人口对于卫生服务的获得能力，因此本研究加入了医保类型这个指标。2018 年《中国流动人口发展报告》显示，流动人口居留意愿上升趋势明显，愿意长期居留的比例保持在 60%左右，但是流动人口的居留意愿受到其定居能力的影响，新经济学理论认为家庭化迁移的目的在于家庭收益的最大化，研究家庭化迁移群体的居留意愿必须考虑其家庭发展能力，因此本研究在居留意愿的评价指标中除了选择居留时间这个常规指标以外，还加入了居留原因与居留困难两个指标，作为衡量其居留能力的测量标准。社会融合的内涵是外来人口通过与户籍居民长期累积的交流与互动，逐步实现经济融入与身份归属的过程。国内学者对于社会融合的分类多数是按照社会子系统及结构-行动者这两种分类原则设计社会融合框架结构，一是根据社会融合的纵向层次提出文化融合、经济融合、心理融合三个维度(悦中山等，2012)；二是根据个体与群体两个层面划分为心理融合、文化融合、社会交往、经济融合四个维度(陆淑珍等，2011)。本研究仍然沿用这两种分类方法。由于经济融合已经在社会经济地位中得以体现，因此本研究将社会融合划分为心理适应、文化适应及社会交往三个维度，具体对应问卷中的身份认同、活动参与和事务参与三类问项。

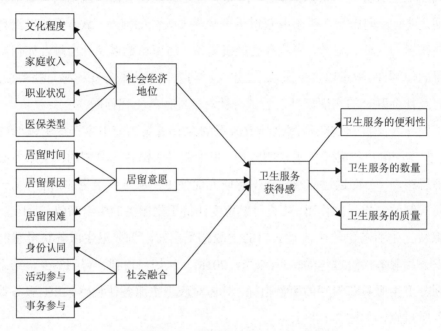

图 2-1　流动人口卫生服务获得感影响因素模型

## (二)流动人口卫生服务获得感变量选择与信效度

### 1. 数据来源

本研究采用国家卫生健康委员会 2017 年全国流动人口卫生计划生育动态监测数据，该调查以 31 个省(自治区、直辖市)2017 年全员流动人口年报数据为基本抽样框，采用分层、多阶段、与规模成比例的 PPS 抽样方法。调查的总样本量近 20 万人，涉及流动人口家庭成员共计约 50 万人。问卷主要包括以下五部分内容。

(1) 家庭成员自然信息与收入。

(2) 就业情况。

(3) 居留意愿。

(4) 健康与公共服务。

(5) 社会融合。

浙江省作为流动人口流入大省，在公共服务供给领域，进行了专业机构协调模式的探索，本研究以浙江省作为考察区域，根据研究筛选出居住地为浙江省且户口非本区的流动人口作为研究对象，剔除数据缺失样本后，得到的样本总量为 10 000 个。

### 2. 变量选择与定义

在文献研究基础上，选取了流动人口的社会经济地位、居留意愿与社会融合作为本研究的自变量。

(1) 社会经济地位。由 2017 年流动人口动态监测问卷中的七类问题组成，分别是文化程度、工资收入、资产收入、职业类型、行业类型、合同类型和医保类型。

(2) 居留意愿。由问卷中的居留意愿专项调查提取，具体包括流动人口居留时间、居留原因与居留困难。流动人口的居住时间，其问卷包括 1～2 年、3～5 年、6～10 年、10 年以上、定居及没想好共六个选项。居留原因分为三类：第一类是个人经济原因，因为收入与发展空间倾向于居留在本地；第二类是家庭原因，因为婚姻及家人团聚而喜欢居留在本地；第三类是社会原因，因为良好的教育医疗等公共服务倾向于居留在本地。居留困难具体包括就业收入、公共服务与主观歧视。

(3) 社会融合。由问卷中的社会融合专项调查提取，主要包括三类问题：第一类是流动人口对于城市新居民的身份认同程度，运用居住地的喜欢程度、生活习惯的适应程度以及卫生习惯差异程度三个指标来测量；第二类是流动人口的社会交往状况，具体从流动人口对老乡会、商会、工会、同学会、志愿者协会的参与情况来进行观测；第三类是流动人口对居住地公共事务的参与程度，具体包括是否参与基层监督管理、是否参与政府部门监督、是否讨论评价国家事务与社会事件、是否主动参与公益活动以及是否主动参与党团活动。

流动人口的获得感为因变量。获得感是指因为物质和精神获得而产生的满足感，具体通过卫生服务的便利性、服务数量与服务质量三个指标进行考察。卫生服务便利性是指流动人口获得卫生服务的难易程度，因此通过 15 分钟能否到达最近就医点以及就诊地点选择的空间来衡量卫生服务便利性。卫生服务数量是指流动人口具体获得了哪些卫生服务。本研究采用获得健康知识方式的数量、获得疾病教育数量、一年内是否接受过免费卫生服务以及是否建立健康档案来衡量卫生服务数量。健康是卫生服务供给追求的结果，可以用于衡量卫生供给质量，自评健康是主观指标，两周患病率和高血压与糖尿病的情况是客观指标。本研究运用自评健康、两周患病率及患有高血压与糖尿病的情况来衡量卫生服务的质量。

### 3. 模型检验

调查数据的 KMO 检验值为 0.625>0.6，这说明该问卷适合进行因子分析。Bartlett 球度检验结果显示，近似卡方值为 28 357.256，显著性概率为 0.000($P$<0.01)，因此拒绝 Bartlett 球度检验的零假设，量表适合做因子分析。是否接受过免费卫生服务这个问项因为缺失值过多而被剔除，需重新做因子分析。KMO 检验值为 0.625>0.6，Bartlett 球度检验结果显示，近似卡方值为 57 297.866，数值比较大，显著性概率为 0.000($P$<0.01)，再次证明量表适合做因子分析(见表 2-30)。共提取三个公因子，而且各个问项的因子载荷度较好，将三个因子分别命名为卫生服务数量、卫生服务质量、卫生服务便利性。

表 2-30　因子载荷表

| 问项 | 因子 | | |
| --- | --- | --- | --- |
| | 卫生服务数量 | 卫生服务质量 | 卫生服务便利性 |
| 知识来源 | 0.715 | | |
| 健康教育 | 0.682 | | |
| 知晓情况 | 0.676 | | |
| 健康档案 | 0.638 | | |
| 自评健康 | | 0.732 | |
| 高血压与糖尿病 | | 0.616 | |
| 两周患病率 | | 0.526 | |
| 到达时间 | | | 0.826 |
| 就诊地点 | | | 0.716 |

注：提取方法采用主成分分析法。

## (三)流动人口卫生服务获得感影响机制模型实证分析

### 1. 描述性分析

(1) 流动人口卫生服务获得感整体状况分析。流动人口的身体健康状况整体较好，认为自己基本健康的比例高达 98.2%，两周内未患病的比例为 93.1%，未患高血压及糖尿病的比例为 93.9%。但流动人口卫生服务获得数量和便利性较差，对国家卫生服务供给知晓的比例只有 44.9%，一年内获得两种以上疾病教育的只有 39.4%，获得健康知识来源方式少于等于两种的比例为 51.7%，这说明卫生服务供给对流动人口的覆盖范围窄，覆盖程度低。在卫生服务供给的便利性方面，就医地点的设计比较合理，15 分钟能到达最近就医点的比例为 86.8%，这说明卫生服务供给中的"双下沉"落实到位。但是流动人口的就医选择仍然是以自我药疗为主，生病后选择本地药店的比例高达48.9%，一方面原因在于其个人经济能力较弱，另一方面需要考虑医疗保险覆盖率及医疗保险类型对报销比例的影响。

(2) 流动人口社会经济地位状况。流动人口整体文化程度较低，初中以下文化程度占比为 74%。流动人口的收入虽有所提高，但仍以中低收入为主，收入 5000 元以下的占比为 27.4%，5001～8000 元的比例为 37.8%，8000 元以上的占比为 33.8%。流动人口在户籍所在地有宅基地的比例为 85.1%，但资产型收入不高，83.2%的流动人口的宅基地的收入为 1000 元以下。目前，流动人口在城市从事的职业类型主要为第二产业的工人，其中生产制造业和建筑运输业占比为 48.0%，服务业占比为 40.5%。流动人口未签订劳动合同的比例高达 38.9%，流动人口仍然以农业转移人口为主，因此新型农村合作医疗是其主要医疗保险类型，占比高达 78.9%。

(3) 流动人口的居留意愿状况。流动人口的流动原因仍然是改善生活和获得更好的公共服务，流动原因中选择经济原因的占比为 69.6%，社会原因占比为 18.8%。流动人口的居留时间体现出其居留意愿的增强，居留时间为 3 年以上的比例为 35.9%，13.4%的流动人口明确表示有定居意愿，但感觉有定居困难，51.8%的人认为在居留过程中，面临着就业、生意不好做、收入太低、买不起房子、子女上学难、生活不习惯、本地人瞧不起等困难。

(4) 流动人口的社会融合情况。在流入人口的社会融入过程中，28.2%的人认为自己完全喜欢现居住地，68.1%的流动人口基本喜欢现居住地。关于是否愿意成为本地居民，选择基本同意的比例为 63.4%，选择完全同意的有 22.5%，这与流动人口的居留意愿上升趋势相符合。同时，流动人口也在按照城市生活规则要求自己，认为其在卫生习惯上与本地居民并无较大差别的比例高达 72.8%。

变量基本情况描述如表 2-31 所示。

表 2-31　变量基本情况描述

| | 知晓情况 | 没听说过(55.1%)，听说过(44.9%) |
|---|---|---|
| 卫生服务数量 | 健康档案 | 未建立健康档案(84.1%)，建立健康档案(15.9%) |
| | 健康教育 | 一年内未获得两种以上健康教育(60.6%)，一年内获得两种以上健康教育(39.4%) |
| | 健康知识 | 获得健康知识来源方式少于等于两种(51.7%)，获得健康知识来源方式多于两种(48.3%) |

续表

| | | |
|---|---|---|
| 卫生服务质量 | 高血压与糖尿病 | 患病未就诊(1.8%)，患病(4.2%)，未患病(93.9%) |
| | 两周患病率 | 两周内患病(6.9%)，两周内未患病(93.1%) |
| | 自评健康 | 健康(1.8%)，基本健康(98.2%) |
| 卫生服务便利性 | 到达时间 | 15分钟不能到达最近就医点(13.2%)，15分钟能到达最近就医点(86.8%) |
| | 就诊地点 | 本地社区卫生站(中心/街道卫生院)(19.6%)，本地个体诊所(0.8%)，本地综合/专科医院(30.8%)，本地药店(48.9%) |
| 社会经济地位 | 文化程度 | 小学及以下(23.1%)，初中(50.9%)，高中或中专/技校/职业高中(22.7%)，本科及以上(3.3%) |
| | 工资收入 | 3000元以下(6.6%)，3001~5000元(21.8%)，5001~8000元(37.8%)，8000元以上(33.8%) |
| | 资产收入类型 | 户籍所在地无宅基地(14.9%)，户籍所在地有宅基地(85.1%) |
| | 资产收入金额 | 1000元以内(83.2%)，1000~2000元(7.1%)，2000元以上(9.7%) |
| | 职业类型 | 农林牧渔业(3.8%)，生产制造业和建筑运输业(48.0%)，服务业(40.5%)，国家单位(7.7%) |
| | 行业类型 | 第一产业(0.6%)，第二产业(85.6%)，第三产业(13.8%) |
| | 合同类型 | 未签订劳动合同(38.9%)，试用期(0.8%)，签订劳动合同(60.3%) |
| | 医保类型 | 城镇职工医疗保险(14.7%)，新型农村合作医疗(78.9%)，重复参保(6.4%) |
| 居留意愿 | 居留原因 | 经济原因(69.6%)，社会原因(18.8%)，家庭原因(11.6%) |
| | 居留时间 | 没想好(33.1%)，1~2年(17.5%)，3~5年(22.4%)，6~10年(6.3%)，10年以上(7.2%)，定居(13.4%) |
| | 居留困难 | 没有(48.2%)，有(51.8%) |
| 社会融合 | 居住地喜欢程度 | 完全不同意(0.9%)，不同意(2.8%)，基本同意(68.1%)，完全同意(28.2%) |
| | 主观融入感觉 | 完全不同意(1.6%)，不同意(12.5%)，基本同意(63.4%)，完全同意(22.5%) |
| | 生活习惯适应 | 完全不同意(6.7%)，不同意(32.0%)，基本同意(48.4%)，完全同意(13.0%) |
| | 卫生习惯差异 | 完全不同意(18.4%)，不同意(54.4%)，基本同意(24.4%)，完全同意(2.9%) |
| | 活动参与 | 没参与过(65.1%)，参与过1~3种(33.8%)，参与过4~6种(1.1%) |

### 2. 回归结果分析

为探究各人口学变量对卫生服务便利性的影响程度，以各个人口学变量为自变量，以卫生服务便利性为因变量，进行回归分析(见表2-32)。$F$(模型1)=3.178，该模型成立。模型1中放入社会经济地位的各个变量，职业类型中服务业和国家单位的人相比于农林牧渔业、生产制造业和建筑运输业的人对卫生服务便利性有显著的正面影响；其他医疗保险类型相比于新型农村合作医疗对卫生服务便利性有显著的正面影响。$F$(模型 2)=3.004，该模型成立。模型 2 中加入居留意愿的各个变量后，模型 1 中的各个变量显著程度与影响程度保持一致。居留时间为 6～10 年的人相比 6 年以下的人对卫生服务便利性有显著的负面影响。$F$(模型 3)=5.086，该模型成立。模型 3 中加入社会融合的各个变量后，模型 2 中的各个变量的显著程度与影响程度保持一致。居住地喜欢程度对卫生服务便利性有显著的正面影响；卫生习惯差异对卫生服务便利性有显著的负面影响；没有参与公益活动的人相比于有参加的人对卫生服务便利性有显著的负面影响。

表 2-32　流动人口卫生服务获得便利性影响因素

| 影响因素 | | 模型 1 | 模型 2 | 模型 3 |
|---|---|---|---|---|
| 文化程度(参照组：小学及以下、初中) | | -0.003 | -0.006 | -0.008 |
| 工资收入(参照组：3000 元以下、3001～5000 元) | | 0.000 | 0.000 | -0.001 |
| 资产收入 1(参照组：无宅基地) | | 0.006 | 0.007 | 0.007 |
| 资产收入 2(参照组：分红 1000 元以下、1000～2000 元) | | 0.033 | 0.034 | 0.027 |
| 职业类型(参照组：农林牧渔业、生产制造业和建筑运输业) | | 0.026*** | 0.025*** | 0.021*** |
| 行业类型(参照组：第三产业) | 行业类型(参照组：第一产业) | -0.039 | -0.039 | -0.042 |
| | 行业类型(参照组：第二产业) | -0.013 | -0.013 | -0.011 |
| 合同类型(参照组：签订劳动合同) | | -0.006 | -0.006 | -0.005 |
| 医保类型(参照组：新型农村合作医疗) | | 0.024*** | 0.023*** | 0.021*** |
| 经济与社会原因居留(参照组：家庭原因) | | | 0.009 | 0.004 |
| 居留时间(参照组：没想好、1～2 年、3～6 年) | 居留时间(6～10 年) | | -0.040*** | -0.046*** |
| | 居留时间(10 年以上) | | -0.002 | -0.013 |
| | 居留时间(定居) | | 0.019 | 0.000 |
| 无居留困难(参照组：有困难) | | | 0.010 | 0.010 |
| 居住地喜欢程度 | | | | 0.041*** |
| 主观融入感受 | | | | 0.003 |
| 生活习惯适应 | | | | 0.002 |
| 卫生习惯差异 | | | | -0.015*** |

续表

| 影响因素 | | 模型 1 | 模型 2 | 模型 3 |
|---|---|---|---|---|
| 活动参与(对照组: 没有参加) | 活动参与(参与过 1~3 种) | | | −0.014 |
| | 活动参与(参与过 4~6 种) | | | 0.048 |
| $R^2$ | | 0.005 | 0.011 | 0.025 |
| $F$ | | 3.178*** | 3.004*** | 5.086*** |

注: ***表示在 1%的统计水平上显著。

为了探究各人口学变量对卫生服务数量的影响程度,以各个人口学变量为自变量,以卫生服务数量为因变量,进行回归分析(见表 2-33)。$F$(模型 1)=33.279,该模型成立。模型 1 中放入社会经济地位的各个变量,其中文化程度初中以上相比初中及以下对卫生服务数量有显著的正面影响;工资收入 5000 元以上的人相比 5000 元以下的人对卫生服务数量有显著的正面影响;职业类型中服务业和国家单位的人相比农林牧渔业、生产制造业和建筑运输业的人对卫生服务数量有显著的正面影响;合同类型中未签订劳动合同和在试用期的人相比签订劳动合同的人对卫生服务数量有显著的负面影响;医疗保险类型中其他医疗保险类型相比新型农村合作医疗对卫生服务数量有显著的正面影响。$F$(模型 2)=25.639,该模型成立。模型 2 中加入居留意愿的各个变量后,模型 1 中的各个变量显著程度与影响程度保持一致。其中,居留原因中社会原因和经济原因相比家庭原因对卫生服务数量有显著的正面影响;居留时间对卫生服务获得的影响伴随时间的增长而呈现加强趋势。$F$(模型 3)=40.771,该模型成立。模型 3 中加入社会融合的各个变量后,文化程度、居留意愿(定居)变为无显著程度,其余变量的显著程度与影响程度均与模型 2 一致。在社会融合变量中,居住地喜欢程度对卫生服务数量有显著的正面影响;主观融入感受对卫生服务数量有显著的正面影响;卫生习惯差异对卫生服务数量有显著的负面影响;活动参与中参与过 1~3 种的人相比没参加过的人对卫生服务数量有显著的正面影响;活动参与中参与过 4~6 种的人相比没参加过的人对卫生服务数量有显著的正面影响;没有参与监督政策的人相比有参加过的人对卫生服务数量有显著的负面影响;没有参与公益活动的人相比参加过的人对卫生服务数量有显著的负面影响;没有参与党组织活动的人相比参加过的人对卫生服务数量有显著的负面影响。

表2-33 流动人口卫生服务获得数量影响因素

| 影响因素 | | 模型 1 | 模型 2 | 模型 3 |
|---|---|---|---|---|
| 文化程度(参照组：小学及以下、初中) | | 0.050** | 0.041* | -0.028 |
| 工资收入(参照组：3000 元以下、3001~5000 元) | | 0.079*** | 0.065*** | 0.045** |
| 资产收入 1(参照组：无宅基地) | | -0.018 | -0.015 | -0.015 |
| 资产收入 2(参照组：分红 1000 元以下、1000~2000 元) | | -0.185 | -0.201 | -0.236 |
| 职业类型(参照组：农林牧渔业、生产制造业和建筑运输业) | | 0.082*** | 0.074*** | 0.050*** |
| 行业类型(参照组：第三产业) | 行为类型(第一产业) | 0.107 | 0.105 | 0.043 |
| | 行为类型(第二产业) | 0.011 | 0.015 | 0.014 |
| 合同类型(参照组：签订劳动合同) | | -0.166*** | -0.159*** | -0.125*** |
| 医疗保险类型(参照组：新型农村合作医疗) | | 0.158*** | 0.144*** | 0.091*** |
| 经济与社会原因居留(参照组：家庭原因) | | | 0.062*** | 0.038* |
| 居留时间(参照组：没想好、1~2 年、3~6 年) | 6~10 年 | | 0.140*** | 0.102* |
| | 10 年以上 | | 0.135*** | 0.065** |
| | 定居 | | 0.086*** | -0.010 |
| 无居留困难(参照组：有困难) | | | 0.012 | 0.009 |
| 居住地喜欢程度 | | | | 0.039** |
| 主观融入感受 | | | | 0.066*** |
| 生活习惯适应 | | | | -0.008 |
| 卫生习惯差异 | | | | -0.034** |
| 活动参与(对照组：没有参加) | 参与过 1~3 种 | | | 0.257*** |
| | 参与过 4~6 种 | | | 0.535*** |
| $R^2$ | | 0.029 | 0.035 | 0.094 |
| $F$ | | 33.279*** | 25.639*** | 40.771*** |

注：***、**、*分别表示在1%、5%、10%的统计水平上显著。

为了探究各人口学变量对卫生服务质量的影响程度，以各个人口学变量为自变量，以卫生服务质量为因变量，进行回归分析(见表2-34)。$F$(模型 1)=11.005，该模型成立。模型 1 中放入社会经济地位的各个变量，其中文化程度初中以上相比初中及以下对卫生服务质量有显著的正面影响；工资收入 5000 元以上的人相比 5000 元以下的人对卫生服务质量有显著的正面影响；职业类型中服务业和国家单位的人相比农林牧渔业、生产制造业和建筑运输业的人对卫生服务质量有显著的正面影响；第二产业的人相比第三产业的人对卫生服务质量有显著的正面影响。$F$(模型 2)=12.508，该模型成立。模型 2 中加入居留意愿的各个变量后，模型 1 中的各个变量显著程度与影响程度保持一致。居留原因中的社会原因和经济原因相比家庭原因对卫生服务质量有显著的正面影响；无居留困难的人相比有居留困难的人对卫生服务质量有显著的正面影响。$F$(模型 3)=7.752，该模型成立。模型 3 中加入社会融合的各个变量后，模型 2 中的各个变量显著程度与影响程度保持一致，社会融合各个变量均无显著影响。

表2-34　流动人口卫生服务获得质量影响因素

| 影响因素 | | 模型 1 | 模型 2 | 模型 3 |
|---|---|---|---|---|
| 文化程度(参照组：小学及以下、初中) | | 0.021*** | 0.019*** | 0.017*** |
| 工资收入(参照组：3000 元以下、3001~5000 元) | | 0.011*** | 0.010*** | 0.009*** |
| 资产收入 1(参照组：无宅基地) | | 0.001 | 0.001 | 0.001 |
| 资产收入 2(参照组：分红 1000 元以下、1000~2000 元) | | 0.020 | 0.019 | 0.018 |
| 职业类型(参照组：农林牧渔业、生产制造业和建筑运输业) | | 0.013*** | 0.013*** | 0.013*** |
| 行业类型(参照组：第三产业) | 行业类型(第一产业) | 0.020 | 0.019 | 0.018 |
| | 行业类型(第二产业) | 0.021*** | 0.020*** | 0.020*** |
| 合同类型(参照组：签订劳动合同) | | 0.002 | 0.002 | 0.002 |
| 医疗保险类型(参照组：新型农村合作医疗) | | 0.005 | 0.004 | 0.003 |
| 经济与社会原因居留(参照组：家庭原因) | | | 0.019*** | 0.019*** |
| 居留时间(参照组：没想好、1~2 年、3~6 年) | 居留时间(6~10 年) | | −0.002 | −0.002 |
| | 居留时间(10 年以上) | | 0.002 | 0.001 |
| | 居留时间(定居) | | 0.002 | 0.001 |
| 无居留困难(参照组：有困难) | | | 0.021*** | 0.020*** |
| 居住地喜欢程度 | | | | −0.005 |
| 主观融入感受 | | | | 0.004 |
| 生活习惯适应 | | | | −0.003 |
| 卫生习惯差异 | | | | −0.004 |
| 活动参与(对照组：没有参加) | 活动参与(参与过 1~3 种) | | | 0.004 |
| | 活动参与(参与过 4~6 种) | | | 0.028 |

| 影响因素 | 模型1 | 模型2 | 模型3 |
|---|---|---|---|
| 不参与监督政策(参照组：偶尔、有时、经常) | | | −0.005 |
| 不参与政府监督(参照组：偶尔、有时、经常) | | | 0.000 |
| 不参与国家事务(参照组：偶尔、有时、经常) | | | −0.009 |
| 不参与公益活动(参照组：偶尔、有时、经常) | | | 0.006 |
| 不参与党组织活动(参照组：偶尔、有时、经常) | | | 0.005 |
| 常量 | 2.238*** | 2.217*** | 2.244*** |
| $R^2$ | 0.011 | 0.027 | 0.029 |
| F | 11.005*** | 12.508*** | 7.752*** |

注：***表示在1%的统计水平上显著。

## (四)流动人口卫生服务获得感影响因素实证结论

### 1. 主要结论

根据前面的实证研究结果可以得出以下三点结论。

一是职业类型、教育程度、收入和医疗保险类型对卫生服务获得感有显著影响。

职业类型分别对卫生服务获得的便利性、数量和质量有显著影响，教育与收入显著影响卫生服务获得的数量和质量，医疗保险类型显著影响卫生服务获得的便利性和数量，合同类型只对卫生服务获得数量有显著影响。职业类型之所以成为最主要的影响变量，原因在于职业类型决定流动人口是否面对较差的工作环境和冒险作业，恶劣的工作环境导致流动人口缺乏专业的卫生保健，从而直接影响其卫生服务获得的便利性、数量和质量。教育、收入是典型的社会经济地位指标，教育程度直接影响流动人口是否具有主动享受卫生服务的意识、行为和技能；收入直接影响流动人口对预防保健的投入。是否具有正规的劳动合同是流动人口获得劳动保障的前提条件，影响其是否能享受各类免费的卫生服务。同时，流动人口的医疗保险类型以新型农村合作医疗为主，其在缴费金额、报销比例和报销条件上都弱于城镇职工保险，进而影响流动人口获取卫生服务的数量。

二是居留意愿全面影响流动人口卫生服务获得感。

研究结果表明，居留时间对卫生服务获得便利感具有负面影响，但是对卫生服务获得数量有正面影响。这说明流动人口居留时间越长，其对卫生服务供给的便利性要求越高，当期望与现实产生差距时，就容易产生不满。但是，伴随流动人口居留时间的增长，其对本地卫生服务供给机制逐渐熟悉，获得的卫生服务数量也会变多。而居留原因不仅影响卫生服务获得的数量，还与居留困难共同影响流动人口卫生服务的质量。相比结婚与照顾子女等家庭原因，获得更高的收入、更好的职业发展和更完善的公共服务仍然是流动人口最主要的居留原因，因此其对卫生服务获得数量具有正面影响。同时，流动人口在经济融入与社会融合过程中必然遭遇就业、住房、教育与生活适应等居留困难，居留困难产生的压力影响其自评健康、两周患病率和心理健康等卫生服务质量指标。

三是社会融合影响卫生服务获得的便利感和数量感。

社会融合对于流动人口卫生服务获得感中的便利感和数量感影响显著。居住地的喜欢程度及卫生习惯的差异是两个主要的影响变量，居住地喜欢程度直接影响流动人口的居留意愿，居留意愿高的流动人口自然注重卫生服务的利用。同时，卫生习惯是健康素养的外在表现，个体健康素养影响着流动人口利用卫生服务的主动性，自然影响卫生服务的获得数量。除此之外，流动人口参与本地社会活动的频率和类型对卫生服务获得数量和便利性具有影响，原因在于带有公益性质的党群活动和志愿服务已经成为卫生服务供给的重要补充方式，是否积极参与社区活动或者公益活动自然影响其获得卫生服务的数量和便利感。卫生服务获得质量的衡量因子主要是自评健康、两周患病率和高血压及糖尿病的情况。研究结果显示，社会融合并未直接影响这些变量。一方面，流动人口尤其是新生代流动人口是经过健康选择的群体；另一方面，本研究选择的卫生服务质量指标缺少心理健康指标，而社会融合对健康的影响主要体现在心理健康方面(杨菊华，2016)。

### 2. 政策启示

根据研究结论，本研究主要从个体能力、分类供给、经济保障及社会参与四个方面探讨促进流动人口卫生服务获得感的政策方向。

一是个体能力：提升流动人口个体人力资本与健康素养。

加强流动人口人力资本的开发，一方面从提高教育程度入手，通过互联网为流动人口教育赋能，推行网络教育提升流动人口对健康知识的汲取能力，进而预防健康风险；另一方面从提升收入能力入手，通过就业培训提升其经济收入，防止因为收入产生的经济压力影响其身心健康。流动人口的个人健康素养体现在其是否能够理解健康信息，并运用这些信息及服务维护和促进自身健康，因此卫生计划生育行政部门要利用多种途径向流动人口宣传普及《中国公民健康素养——基本知识与技能》和《流动人口健康教育核心信息》。通过健康科普宣传倡导健康的生活方式和行为，传播健康技能，重点提升生理常识、营养知识、科学就医、卫生服务利用等方面的素养。同时，流动人口个人需要明晰健康素养直接影响到人的生命和生活质量，主动运用网络、电视、报纸、自媒体等多种途径获取健康信息。

二是分类供给：根据流动人口职业类型与居留时间分类精准供给。

卫生供给部门重点关注在第二产业就业的流动人口卫生服务供给问题。通过卫生健康服务进企业、进工厂、进工地等活动，让流动人口在家门口就能享受到专业人员提供的健康技能和就医知识的指导，进而增强健康意识。同时，根据居留时间对流动人口卫生服务需求进行分类关注，居留时间是流动人口居留意愿的直接体现，居留意愿越强，流动人口对卫生服务获得数量就越敏感，政府在人财物、时间和信息等资源有限的情况下，需要优先关注定居意愿较强和居留时间较长的流动人群。

三是经济保障：着力解决新型农村合作医疗保险政策宣传与异地结算问题。

流动人口的医疗保险类型主要为新型农村合作医疗，但是新型农村合作医疗对流动人口卫生服务获得感的影响弱于城镇医疗保险，这就需要继续加大落实城乡居民保险并轨政策的力度。首先，政策制定部门需要运用各类宣传渠道使流动人口了解异地报销的涵盖范围和支付比例。其次，政府可以设立新型农村合作医疗异地报销周转金，降低医院的垫付风险，以此让更多中小型医院愿意推广宣传新型农村合作医疗异地结算政策并进行即时结报。最后，医疗保险部门需要制定统一的报销比例和流程标准，让流动人口无论在省内还是省外打工，都能享受到同等待遇，同时建立起与医院联网的新型农村合作医疗参保系统，将新型农村合作医疗就医信息归入身份证信息，流动人口通过身份证可以直接挂号，后台识别后直接进入报销流程，依托信息系统减轻工作人员的工作量。

四是社会参与：调动流动人口参与社会活动与公共事务的积极性。

既然居住地的喜欢程度、社会融合主观感受和社会活动的参与情况直接影响流动人口获得卫生服务的过程，那么在社会治理过程中需要关注如何使流动人口具有主人翁感。首先，在观念上宣传部门要自上而下地肯定流动人口在国家经济发展中的作用，同时向其开放监督参与公共事务的渠道。其次，以社区为依托力量，开展互动融合活动，弥合本地居民与流动人口在生活习惯方面的差异，使本地居民意识到持续发展以人人都有发展机会为前提。最后，发挥党群组织和志愿组织的补充作用。一方面，积极引导流动人口参与到本地社区的党群活动和公益活动中；另一方面，通过党员活动和公益活动弥补流动人口卫生服务获得感的缺失，为流动人口提供营养教育、慢性病预防保健、科学锻炼、传染病预防等各类卫生服务。

# 四、流动人口卫生服务协同供给逻辑机理与实现机制

通过对流动人口与户籍人口卫生服务享用状况的对比分析及内部享用状态考察，发现流动人口不仅与户籍人口在卫生服务享用过程中存在巨大差距，而且内部存在明显的群体分化。个体能力、政府驱力、经济动力及社会助力的协同作用是促进流动人口卫生服务获得感的政策方向，这就需要梳理协同供给的逻辑思路和现实路径。

## (一)流动人口卫生服务协同供给逻辑演化

通过梳理国内外对流动人口卫生服务供给的相关研究发现，虽然有学者以公民权作为逻辑起点阐释了流动人口作为城市新移民获得公共服务的合理性(俞可平，2010)，但是已有的公共服务协同研究对流动人口卫生服务供给并未直接进行"协同"的话语解析(汪锦军，2012；张贤明等，2016)，只是在关注焦点上聚焦于资源配套、主体安排、协同保障及协同效应等领域，研究角度看似凌乱，却也呈现出状态—结构—效果的演化逻辑。

在供给状态研究方面，对流动人口卫生服务供给状态的观察聚焦于人群、区域、领域及场所四类视角。流动人口群体的最新特征是量大但增速放缓，流动趋于稳定化，定居意愿增强，新生代流动人口和老年流动人口占比为不断提高，因此流动儿童、留守儿童、流动老人及新生代流动人口、返乡人群成为卫生服务供给关注的重点人群，比如流动儿童与留守儿童面临家庭教育和亲情的双重缺失，流动在对儿童健康行为产生正面效应的同时，却对健康潜能产生负面影响(聂欢欢等，2017；沈纪，2019；孙晓红等，2018)。我国人口流动存在着较为明显的健康选择效应，对留守人口、返乡人口、城乡流动人口以及城镇居民的健康状况进行比较，返乡人口健康状况最弱(齐亚强等，2012)，因此伴随劳动密集型产业逐步向中西部转移，除了关注流入地的流动人口以外，也要注重返乡群体的卫生保健(朱琳等，2019)。从群体分层来看，社会经济地位、居留时间与卫生服

务的使用呈正相关，跨省迁移显著降低了使用卫生服务的可能性，因此社会经济地位较低的跨省流动人口应该成为主要关注群体(J. Zhang et al.，2017)。流动人口卫生服务研究的关注区域主要为沿海、沿江及沿交通线的城市群(黄小微等，2017；李升等，2018)，东南沿海仍然是跨省流动的主要目的地，但研究显示东部经济发达地区流动人口卫生服务利用率反而更低(J. Zhang et al.，2017)。对于流动人口卫生服务的领域观察主要涉及职业健康、心理健康、传染病、医疗保险接续、医疗服务、医疗保障六个领域，职业健康为主要关注领域(王彦斌，2017)。流动人口卫生服务的关注场所主要集中在建筑工地与井工煤矿等职业安全风险高发地点(樊晶光等，2017；蒋莹等，2015)，但对社区场所和家庭场所的关注热度呈上升态势，社区特征不仅对流动者的自评健康有显著影响，而且存在强化、缩减和替代三种机制，同时因为流动人口面临永久定居决策的深层结构矛盾，所以需要构建面向家庭场所的流动人口卫生服务体系(段成荣等，2017)。

在供给结构方面，侧重主体安排及资源配套的研究。供给结构是指权力结构安排的制度方案，通过资源配置协调不同主体的关系。在供给主体安排过程中，属地化管理已经成为共识(谢宝富，2013)，流入地政府是流动人口卫生服务的主体(丁群晏等，2013)。但因为流入地政府普遍存在信息掌握不全与情感沟通困难等障碍，也有学者提出让户籍地政府介入流动人口卫生服务供给，进而降低流入地政府与流动人口之间的交往成本(王瑜等，2015)。卫生服务供给主体不仅限于政府，企业供给、社区供给及志愿供给都是流动人口卫生服务供给的可选路径(李晓燕，2017)。卫生服务利用与外部社会支持呈正相关，因此以医学毕业生为供给主体提供健康检查、健康教育、物理治疗和牙科保健等服务的社区伙伴模式尤其适用于卫生资源匮乏的流动人口(Connor et al.，2007)。同时个体是自身健康的第一责任人，流动人口健康素养可以增强其利用服务的主动性，已有研究实证检验了健康素养在流动人口卫生服务均等化与卫生服务利用间的中介作用(王鸿儒等，2019)，卫生服务利用率与教育程度的相关性辅证了这个结果(Torres-Cantero et al.，2007)。资源配套聚焦于供给财力如何影响流动人口服务享用，扩大医疗保险覆盖面，提供负担得起的卫生服务可以改变流动人口的利用行为(Shao et al.，2018)。研究显示，任何一种医疗保险均可显著提高流动人口卫生服务利用率(F. Zhang et al.，2020)，具体因素包括医疗保险模式、参加保险地点、参加保险的人数(孟颖颖，2019)。但医疗保险制度的"地域区隔"构成了流动人口卫生服务利用的制度藩篱，跨区结算不便影响医疗卫生资源均衡分布，医疗保险关系难以转移和接续尤其是新型农村合作医疗统筹账户无法随人流转是影响其医疗卫生服务利用的焦点问题，同时以常住人口为基数安排筹资责任导致短期流动人口卫生服务筹资"两头落空"(段丁强等，2016)。卫生服务享用需要依赖供给财力的灵活配置(祝仲坤等，2020)，但我国的医疗保险主要用于减轻严重疾病的经济负担，这种设计已经不适应以预防为主的大健康战略(F. Zhang et al.，2020)。资源配置的依据包括流动人口数量及健康状况分布，目前除了传统的流动人口的动态监测及专项调查以外，大数据监测也被应用于流动人口卫生服务精准供给的研究中。

在供给效应研究方面，分为直接效应和间接效应两个维度。直接效应体现为个体健康结果与群体健康公平的状况。从健康自评角度对流动人口健康状况和影响因素进行定量分析，结果显示卫生服务供给越规范，健康状况越好，但需要注意自我健康测评存在乐观偏差，因此应该规范健康档案和推行定期体检制度(石郑，2020)。利用阿玛蒂亚·森可行能力指标衡量农民工的健康福利水平，结果显示健康档案与健康教育等卫生服务能够显著提升农民工的可行能力(祝仲坤，2020)。针对流动人口卫生服务整体水平低、项目不均、政府投入不足、管理部门缺少协调机制、流动人口认识不足等问题，增加投入并保障经费落实，建立信息化管理系统，加强宣传提升流动人口自我权益维护意识与主动参与意识，强化服务队伍建设，是改善群体卫生服务公平的措施(王晓霞，2017)。间接效应体现为卫生服务对于流动人口居留意愿及社会融入的影响。基本卫生服务供给显著提升了农业流动人口的留城意愿，而且卫生服务供给对留城意愿的影响并没有表现出性别差异、代际差异和收入差异(任洁，2020)。间接效应体现为流动人口的社会融合，社会融合与健康公平在不同的层次上相互作用。一方面，卫生服务供给有利于缩减流动人口与本地居民卫生服务可及性的差异，实现健康公平；另一方面，健康公平借由人力资本与健康选择机制作用于社会融合，社会融合则通过健康分层、社会支持、歧视排斥三大机制反作用于健康公平(杨菊华，2019；杨菊华，2016)。在社会资本对健康结果的作用机制中，社会融合发挥完全中介效应(王培刚，2015)。

总而言之，已有研究虽然分别针对状态—结构—绩效进行研究，但是要完成流动人口卫生服务协同供给的操作性界定，既要了解流动人口卫生服务供给的状态，也需要在结构层面了解流动人口卫生服务协同供给的逻辑机理和实现机制，进而对卫生服务供给的协同效应进行实证检验，从而有的放矢地提出解决策略。

## (二)流动人口卫生服务协同供给扎根研究

### 1. 研究方法

扎根理论是由格拉泽和施特劳斯提出的理论建构方法，后来经过施特劳斯和科宾进行补充完善。该理论认为，定量研究假设来源于远离经验世界的投机理论，演绎型假设破坏了新理论的发展，真正地研究问题必须从经验情境中产生。扎根理论后期演化为几种不同的流派：格拉泽代表的传统扎根理论强调研究目标是产生一种概念理论，解释一种与研究对象相关的行为模式；施特劳斯、科宾和克拉克代表的演化扎根学派偏向于采用社会学视角研究互动过程中的符号意义；卡麦兹代表的建构主义则侧重于应用扎根理论解释已经建构的理论。三类代表流派以演化扎根理论操作性最强，因此本研究应用演化扎根理论进行研究，采集数据后通过开放编码、主轴编码及选择性编码构建理论。开放编码是从原始资料定义概念，通过确定属性和维度形成范畴的过程。主轴编码通过归类建立各个范畴之间的主从关系，形成主范畴。选择性编码则整合主范畴建立核心概念，系统分析主轴编码之间的内在关系，梳理出文本之间内在的故事逻辑，形成对事物发展的预测或结论。在编码过程中，对数据进行持续比较分析，不断进行理论抽样补充新的数据线索，直至数据饱和。在整个研究过程中，将备忘录作为一个审计线索，以便记录研究过程中的想法、事件和思想过程，而且要始终保持理论的敏感性，以开放的心态识别与理论相关的数据元素，如图2-2所示。

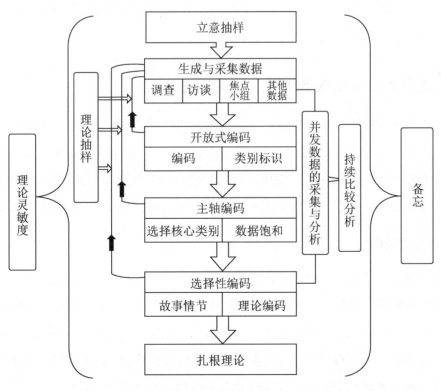

**图2-2 研究方法**

### 2. 研究样本

流动人口卫生服务供给纵向上与不同时期的社会经济环境密切相关,横向上涉及党和政府各类权力机构,因此在研究样本的选择上既要考虑纵向的时间维度,又要注重横向的资料来源。流动人口是改革开放后形成的特殊群体,其卫生服务供给经历了1979—1991年的分割供给、1992—2000年的管控供给、2001—2009年的公平供给及2010年至今的融合供给四个阶段,融合供给已经成为未来的政策走向。因此,本研究将研究样本锁定为2010—2020年政府工作报告卫生事业部分;国家与地方卫生健康委员会涉及流动人口卫生服务的文本材料,具体包括政策法规、常规工作、健康活动三类;国务院各部委出台的与流动人口卫生服务供给相关的政策法规、官方通知、研究报告;长三角地区流动人口聚居园区部分企业内部健康管理文件,以及权威新闻媒体关于流动人口卫生服务与健康的专题报道,总计20余万字。政策法规类文本是流动人口卫生服务的纲领性文件,蕴含流动人口卫生服务供给的战略部署信息,政府常规工作、官方通知、健康活动及企业健康管理是流动人口卫生服务供给的具体举措,便于掌握流动人口服务的供给状态,新闻报道与研究报告是外部组织对流动人口卫生服务的客观观察,便于了解流动人口卫生服务供给的真实效果。

## (三)流动人口卫生服务协同供给逻辑主轴

演化扎根理论的编码术语包括开发信息类别的过程(开放式编码)、连接类别的过程(主轴编码)及从连接类别的核心代码构建故事情节的过程(选择性编码)。本研究将158份资料按照政策法规、常规工作、健康活动、研究报告、新闻报道五种类型导入NVivo 11,根据演化扎根理论,按照开放式编码→主轴编码→选择性编码的顺序进行编码。

### 1. 开放式编码

开放式编码是数据压裂的过程,将事件与事件进行比较,并寻找数据中初始模式的异同,在初始编码中研究人员尽可能多地收集代码数据。在对数据进行自动编码与词云分析的基础上,本研究对数据资料进行逐句编码,根据"流动人口卫生服务协同供给"这个研究主题形成信息概念,对有逻辑关联的概念进行整合,进而提炼出抽象范畴。邀请卫生服务研究领域的专家学者及地级市卫生健康委员会流动人口负责人进行讨论,删除参考点频数较低与分布过于分散的条目,最终得到201个初始概念(见表2-35)。根据扎根理论的编码规则，初始概念以字母 a 为标记按顺序编码，初始概念整合后抽象出 58 个范畴，以字母 A 为标记按顺序进行编码(见表 2-36)，概念化和范畴化的结果逐步替代了原始资料的内容。

表 2-35　初始概念范畴化(一)

| 初始概念 | 数据资料中的代表性语句 |
| --- | --- |
| a1：区域协作制度 | 泛长三角、泛珠三角、环渤海和西北四大区域建立和完善区域协作制度，结合本地流动人口健康特征，研究制定符合本区域实际的协作方案 |
| a2：一盘棋格局 | 完善流动人口服务管理"一盘棋"机制，总结交流经验，分析工作形势，对今后一个时期的流动人口卫生计划生育服务管理工作进行全面部署 |
| a3：共享成果 | 流动人口基本公共服务均等化是构建和谐社会及实现社会公平的途径 |
| a4：责任不明与信息不畅 | 部门资源不能有效共享，流入地、流出地责任不落实，各地、各部门各自为政，信息沟通不畅、协调配合不力的状况未能根本改变 |
| a5：成本上升 | 许多问题的存在直接导致管理成本增加，工作效率降低 |
| a6：流入地与流出地职责划分 | 落实法律法规对现居住地和户籍地的各项工作要求，以现居住地为主，户籍地和现居住地密切配合，共同承担流动人口健康管理的责任 |
| a7：协调配合且多方共赢 | 树立大局意识和全局意识，加强部门、地区之间的协作，做到管理互补、服务互动、信息互通、资源共享，实现流动人口综合管理和服务的目标 |
| a8：工作标准规范 | 要根据本地流动人口的健康状况和服务项目落实情况，结合国家规划和基本公共卫生服务规范，建立完善流动人口相关服务规范和标准 |
| a9：流入地属地管理 | 落实流入地责任，强化属地化管理。流入地要将流动人口纳入流入地人口总数，实行"属地化管理，市民化服务" |
| a10：流出地源头管理 | 流出地要依托村民委员会和乡镇、社区卫生计划生育服务机构，针对返乡的流动人口做好统计监测和传染病防控、适龄儿童疫苗查漏补种等工作 |
| …… | …… |
| a200：员工参与 | 部分健康企业试点还组建了员工关系调解委员会等组织，为改善和促进员工之间与劳资双方关系起到积极的引导作用 |
| a201：融合指标 | 社会融合试点城市专家指导组成员重点就评估标准、评估方法及部分特殊评估指标进行了解读 |

注：需要原始编码可以与作者联系。

表 2-36　初始概念范畴化(二)

| 范畴 | 初始概念 |
|---|---|
| A1：经费依据 | a153 经费范围；a22 经费标准；a74 经费测算 |
| A2：重点人群 | a199 新生代流动人口；a87 弱势人群专项规划；a96 流动育龄女性与流动儿童 |
| A3：横向划分 | a10 流出地源头管理；a6 流入地、流出地职责划分；a90 跨省责任；a9 流入地属地管理 |
| A4：政策配套 | a164 城乡布局与人口流动；a165 阶层流动机制配套；……；a98 营造政策环境 |
| A5：创新供给 | a113 创新机制；a116 社会组织创新服务；a156 创新试点；a178 购买服务创新模式 |
| A6：部门合作 | a102 定期会议；a175 内外沟通；a69 部门协调合作 |
| A7：动态监测 | a122 动态监测定期；……；a84 动态监测程序；a85 动态监测质量 |
| A8：国际合作 | a124 国际组织交流；a143 中欧及中美研讨 |
| A9：法规制定 | a103 法定权利；a27 法规修订 |
| A10：均等化 | a157 均等化项目推动；a186 均等化宣传；a37 均等化研究 |
| A11：双向流动 | a187 东部比重下降；a188 非中心城市比重上升；a43 人口流动持续活跃 |
| A12：社会组织 | a30 基层自治组织；a77 学校与职场及社区并重；a80 志愿者服务社会协同 |
| A13：信息化建设 | a105 云端信息共享；……；a53 信息审核；a54 信息报送；a55 信息应用 |
| A14：服务内容分层 | a109 心理健康教育；a112 健康档案；……；a93 家庭医生签约；a95 健康教育 |
| A15：领导负责 | a131 首长负责制；a14 一把手统筹；a2 一盘棋格局 |
| A16：权益维护 | a111 权利构成；a31 权益维护途径 |
| …… | …… |
| A55：薄弱环节 | a149 自我药疗为主；a158 医保结算困难；……；a25 少数民族地区重点扶持 |
| A56：考评方法 | a151 评估方法；a154 考评宣传；a18 双向考核；a19 制定考核指标 |
| A57：考评结果运用 | a82 绩效结果应用 |
| A58：融合评估 | a125 融合测量；a201 融合指标 |

## 2. 主轴编码

当开放编码破坏数据时，主轴编码开始将基本数据转换为更抽象的概念，从而使理论从数据中出现。在这个分析阶段对类别进行开发和合并，并完善所开发类别的属性或维度。属性是指类别中所有概念的共同特征，维度是属性的变化(Cobbin, 1990)。本研究的主题为流动人口卫生服务协同供给的实现机制，在对范畴进行归类时主要基于协同视角进行。根据协同的内涵，对表 2-35 和表 2-36 的 201 个概念和 58 个范畴进行重新命名，得到主范畴和副范畴，初步搭建流动人口卫生服务协同供给结构。将关联性最强的范畴合并得出 21 个副范畴和 8 个主范畴，如表 2-37 所示。副范畴是对初始范畴 A 进行类比与合并后得到的高级范畴，比如对副范畴需求导向(B1)进行归纳时发现，重点人群需求(A2)是政府层面对流动人口卫生服务需求的掌握，流动人口自身需求转向(A42)表明其开始由生存需求向发展需求转向，家庭健康与发展成为其新的需求，因此将其共同合并于需求导向副范畴之下。再比如，在对副范畴主体协同(B13)进行归纳时发现，政府主导(A33)、社会组织(A12)、社区供给(A39)、企业供给(A51)、个体能力(A43)都可以纳入流动人口卫生服务的供给主体，因此将这五个范畴归入主体协同副范畴之下，依次类推，将 58 个范畴合并为 21 个副范畴。下一步根据 21 个副范畴的内在逻辑联系合并出最高层次的主范畴，B1、B2、B3 是对流动人口享用卫生服务的依据解释，B4、B5 是对协同供给的工具阐释，这两组副范畴都属于对流动人口卫生服务协同供给的认知，共同合并为主范畴协同内涵(C1)。B6、B7 是根据流动人口的最新特征对其需求进行分层、分类与分梯度的分析，二者合并为服务需求(C2)。B8、B9、B10 是协同供给瓶颈的共同表征，合并为协同焦点(C3)。B11、B12、B13、B14 体现协同供给的具体策略，分别并入协同动力策略(C4)和协同能力策略(C5)。B15、B16 是对协同责任的总体规划和具体考察方法，因此划入协同责任(C6)。B17、B18 是外部环境如何保障卫生服务供给的实现，共同划入协同保障(C7)。B19、B20、B21 则是卫生服务供给的结果，且具有层次递进的关系，因此全部划入协同效应(C8)。

表 2-37  主轴编码

| 主范畴 | 副范畴 | 范畴 |
| --- | --- | --- |
| C1 协同内涵 | B1 需求导向 | A2 重点人群；A42 需求转向 |
| | B2 共享发展 | A23 群体贡献；A31 公民权利 |

健康中国战略下流动人口卫生服务协同供给研究

续表

| 主范畴 | 副范畴 | 范畴 |
|---|---|---|
| C1 协同内涵 | B3 倾斜弱势 | A24 享用差距；A34 专项关爱；A55 薄弱环节 |
| | B4 碎片整合 | A35 组合服务；A36 统一标准和规范；A44 全盘格局 |
| | B5 内外开放 | A22 区域合作；A6 部门合作；A8 国际合作 |
| C2 服务需求 | B6 流动人口特征 | A11 双向流动；A25 家庭迁移；A27 定居倾向 |
| | B7 需求内容 | A14 服务内容分层；A21 服务人群分类；A48 分梯度供给 |
| C3 协同焦点 | B8 供给财力 | A1 经费依据；A41 成本控制 |
| | B9 功能划分 | A15 领导负责；A3 横向划分；A40 纵向划分 |
| | B10 执行效率 | A13 信息化建设；A20 简政便民 |
| C4 协同动力 | B11 资源协同 | A30 财力资源协同；A45 人力资源协同；A50 配置依据与动态调整；A53 物力资源；A54 信息与技术资源协同 |
| | B12 利益协同 | A37 个人利益；A46 企业利益；A47 政府利益 |
| C5 协同能力 | B13 主体协同 | A12 社会组织；A33 政府主导；A39 社区供给；A43 个体能力；A51 企业供给 |
| | B14 流程协同 | A19 试点示范；A38 专项督检；A52 需求调研；A7 动态监测 |
| C6 协同责任 | B15 绩效考评 | A29 考评主体；A56 考评方法；A57 考评结果运用 |
| | B16 健康优先 | A17 健康价值观；A49 健康融入政策 |
| C7 协同保障 | B17 法律保障 | A16 权益维护；A9 法规制定 |
| | B18 制度保障 | A4 政策配套；A5 创新供给 |
| C8 协同效应 | B19 健康公平 | A10 均等化；A18 可及性 |
| | B20 健康促进 | A26 健康知晓；A32 健康参与 |
| | B21 社会融合 | A28 融合实施；A58 融合评估 |

### 3. 选择性编码

选择性编码是用于最终接地的理论集成的技术，故事情节和理论编码是推进分析和理论整合的策略。故事情节是"通过产生连贯的基础理论来促进研究结果的整合与展示"。如果说最初的编码破坏了数据，那么故事情节是将破碎的故事重新编织在一起，形成一个有组织的整体理论，增加了对数据的解释力(卡麦兹，2009)。通过对协同内涵、服务需求、协同焦点、协同动力、协同能力、协同责任、协同保障及协同效应这 8 个主范畴的观察，根据"认知共识—状态现象—互动行动—调节条件—结果产出"这个逻辑，本研究将 8 个主范畴编码为"流动人口卫生服务协同供给"的核心范畴，核心范畴的故事线索可抽象为：流动人口作为健康弱势人群有权共享发展成果，在满足其卫生服务需求的过程中，协同供给是可供选择的工具。在选择协同策略之前，必须根据流动人口的最新特征分析其不同人群的不同层次需求及需求满足的先后顺序，针对供给中遇到的供给财力、功能划分与执行效率等焦点问题设计解决策略。在满足需求的过程中，既要通过资源与利益协同解决协同的动力问题，也要通过主体协同与流程协同提高供给协同能力，同时对于协同供给进行责任约束，并运用政策和法律营造有利于协同供给的环境氛围，调节协同策略与协同效应的关系。最终保障流动人口能够公平享受卫生服务，通过健康获得社会融合的人力资本，如图 2-3 所示。

### 4. 理论饱和度与信效度检验

理论饱和度是研究信效度的保证和扎根理论停止采样的标准，它是指研究分析结果不再出现新的代码和类属。在三阶段编码过程中，各成员独立编码，编码一致性保持在 0.7 以上，对预留的 20 个数据资料进行编码没有发现新的范畴，因此达到理论饱和。本研究依据"三角验证原则"保证研究的信效度(Charmaz，2020)，数据类型既有官方政策法规，也有新闻报道、研究报告及企业管理文件，同时数据来源于各个区域，既有流入地也有流出地。编码人员接受过正规扎根理论及软件操作训练，在数据收集和分析过程中进行了多次横纵比较。编码结束后，研究结果被反馈给卫生管理领域的专家进行编码准确性检验，同时反馈给政府流动人口管理部门负责人进行编码真实性检验。

## (四)流动人口卫生服务协同供给模型阐释

本研究通过对故事线索的充实和修正得到流动人口卫生服务协同供给的逻辑机理和实现机制，"协同认知—协同策略—协同效应"这条故事主轴既包括"认知共识—状态现象—互动行动—调节条件—结果产出"的协同供给逻辑，又蕴含"需求合理性分析—需求满足路径—需求满足结果"的需求实现机制。

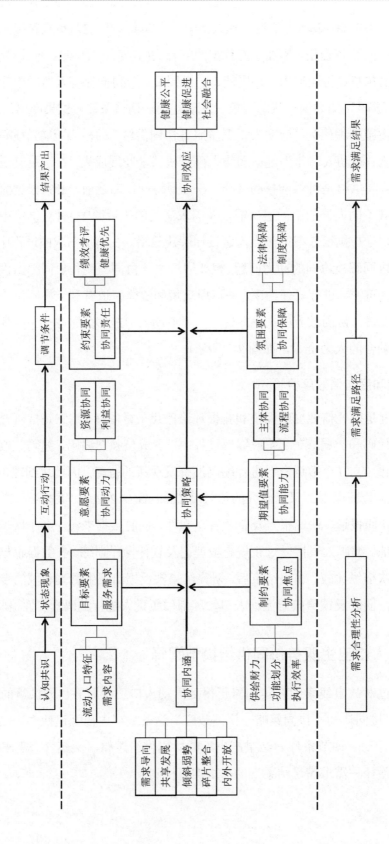

图 2-3　流动人口卫生服务协同供给实现机制

### 1. 需求合理性分析

(1) 认知要素：协同内涵。协同内涵是对流动人口卫生服务协同供给的认知共识，从公民权利及协同治理两个视角推衍卫生服务协同供给对于流动人口健康促进的有效性。一方面立足于公民权所蕴含的"价值理性"阐释流动人口作为卫生服务供给重点人群的合理缘由，另一方面运用协同治理的"工具理性"阐释流动人口卫生服务供给的现实举措。在价值理性阐释中，流动人口有权共享发展成果(a3 流动人口共享城市发展成果并获得平等发展机会)，劳动力转移后的边际产出决定了经济可持续发展的时间和空间(a66 人口迁移流动是工业化与城镇化的结果，a129 流动人口健康有利于经济中高速发展)。流动带来的环境变化是一种激发活力的途径，国家有义务保证人的流动权利，流动人口"健康权"不应该因为地域不同而受到限制，其依据《中华人民共和国宪法》享有物质帮助权(a66 增进新市民的健康福祉，a145 公共服务旨在保障全体公民生存和发展基本需求)。但现实是流动人口是健康弱势人群，其卫生服务与户籍人口存在明显差距(a150 76.1%的流动人口未报销过医药费，a149 受访者中有 42.1%的流动人口选择自我药疗，a178 返乡农民工成为健康返贫群体)，其服务需求已经由生存型向发展型转变(a160 进入城市不仅仅是为了挣钱，a123 流动人口对于社会保障及维权的诉求在增加)，因此需要针对流动人口践行卫生服务专项规划(a87 重点关注流动人口中的弱势群体)。在"工具理性"阐释中，需要依照全局意识整合供给碎片(a13 人口宏观管理决策系统，a20 省级全员数据库共享，a71 服务享受与户籍剥离)，为流动人口提供组合式服务(a104 临床公卫一体化，a79 一站式与一证式服务)，依照统一服务标准和规范解决信息不畅问题(a147 工作流程规范，a8 工作标准规范)，供给任务安排先易后难且分步实施。政府作为主导主体秉持开放心态，不仅部门间要统筹合作(a102 定期会议，a175 内外沟通，a69 部门协调合作)，区域间要有合作机制(a12 跨区域协议，a1 区域协作制度，a24 区域信息反馈，a42 区域合作渠道)，还要面向国际寻找先进的经验(a124 国际组织交流，a143 中欧及中美研讨)。

(2) 目标要素：服务需求。虽然人口流动依然活跃，但是已经出现双向流动与家庭迁移等新特征(a187 东部比重下降，a188 非中心城市比例上升，a189 流动老人比例上升，a190 流动子女比例上升，a192 流入地生育比例上升)，家庭规模扩大和定居时间增长说明流动人口的定居倾向明显，生育服务已经不再是其主导需求，健康档案、健康教育、健康体检、家庭医生签约，尤其是职业健康成为其主要的需求内容。流动儿童、流动老人、少数民族流动人口成为卫生服务的重点关注人群(a110 流动儿童预防接种及保健，

a147 流动老人保健及中医药服务，a162 少数民族人口需求)，同时卫生服务不再只倾向于女性流动人口，男性流动人口也被纳入供给体系(a88 "你在他乡还好吗"男性健康公益活动)。流动人口家庭成员长期分离造成儿童监护失责、情感缺失、婚姻不稳定、部分留守老人和妇女受侵害等一系列问题，影响家庭幸福和社会稳定(a50 安徽省安庆市建立"留守家庭"健康档案与健康帮扶)，但在现阶段供给资源有限的情境下，只能应用分层、分类、分梯度供给方式，优先满足需求迫切的项目和重点人群需求(a130 儿童预防接种、传染病防控、孕产妇和儿童保健、健康档案、计划生育和健康教育)，在保证基本卫生服务供给的前提下，不断拓展供给范围。

(3) 制约要素：协同焦点。协同供给的焦点问题为成本控制、功能划分及效率提升。根据服务型政府理论，卫生服务均等化的主导者和最终责任人都是政府，经费来源于各级财政和少部分社会捐赠。卫生服务能否在预定时间内做到均等化，以及是否能够弥合流动人口与户籍人口的差距取决于是否有可靠的财力保证，以常住人口数量作为经费配置依据是合理的政策选择(a153 经费范围，a22 经费标准，a74 经费测算)，但短期流动人口在健康教育、妇幼保健、疫苗接种等服务利用方面明显不足，流入地可以通过"筹资上浮"的方式解决短期流动人口筹资空白问题，根据短期流动人口与常住流动人口的比例确定筹资上浮比例。经费问题解决后，权威部门通过施加任务压力或者过程压力对供给功能进行明确划分(a131 首长负责制，a14 一把手统筹，a2 一盘棋格局)，在横向上划清流入地与流出地的责任(a9 流入地属地管理，a10 流出地源头管理)，采取以居住地为主、户籍地配合的模式。在纵向上建立层级协调机制，当流入地与流出地出现责任争议时，由上级卫生健康部门协调解决(a39 国家省级两级管理，a40 县乡两级管理)。规划依靠高效的执行，便民是提高效率的原则，简化卫生服务的供给流程，砍掉各类无谓证明。信息化是提升效率的手段，将分散的人口信息系统、计划生育管理系统、孕产妇保健系统、出生医学登记管理信息系统等整合为统一的卫生服务信息系统(a163 线上办理)，实现卫生行政部门和卫生服务部门的信息互通与共享(a105 云端信息共享，a51 信息定期通报，a52 信息采集更新，a53 信息审核，a54 信息报送，a55 信息应用)。

## 2. 需求满足路径

(1) 意愿要素：协同动力。协同动力策略通过资源协同和利益协同提升主体的供给意愿。资源匹配是达成协同意愿的外部物质保障，既然基本卫生服务为政府主导，那么资源匹配需要由政府完成，政府负责人力资源(a16 专门机构，a17 专职人员)、财力资源(a15 专项拨款，a173 试点专项经费，a61 专项补贴，a94 流动人口保险)、物力资源(a106

卫生用具，a126 健康关爱礼包，a144 健康生活方式用具)及信息资源的配置(a174 宣传典型，a180 多重渠道，a28 宣传咨询服务，a92 卫生技术推广)与调整(a127 资源配置数量依据，a59 药具资源动态调整，a64 经费调整，a99 资源优化)。但是政府并不是唯一的资源拥有者，在微观范围内，社会组织和企业的卫生资源可以发挥互补作用，实现规模效益和成本分摊。利益相容是个体与组织集体行动的直接动因，只有政府、企业及个人都认识到流动人口健康是彼此的相容利益时，协同供给才有可能。对国家来讲，新型城镇化的核心是"人的城镇化"，我国人口红利已经从数量型向质量型转换，健康是最大的生产力(a86 推进以人为核心的城镇化为做好流动人口卫生服务指明方向)。对企业来讲，流动人口健康直接关系到企业的生产效率，企业主动承担维护流动人口健康的社会责任，不仅有助于最大限度地挖掘流动人口个人潜力(a20 健康管理降低了健康风险对其工作能力拓展的限制)，而且有助于企业获得战略性投资的倍增效应(a65 重视企业社会责任将使企业建立声誉优势)，政府可以运用保险费率浮动机制引导企业主动维护员工健康(a56《广东工业园区健康企业规范化管理试点工作方案》)。对个体来讲，积极维护自身健康不仅可以使其规避因病误工带来的经济损失，而且使其获得新的人力资本投入模式。

(2) 期望值要素：协同能力。协同能力策略是供给的期望值要素，体现供给主体对完成供给的主观概率判断，多元主体参与及供给流程优化是提升供给完成概率的主要策略。流动人口卫生服务供给体系的复杂结构与多重任务决定了多元主体参与供给的必要性，供给需要明确政府、市场与社会主体乃至流动人口的角色定位及其实现方式。公平是卫生服务的主导价值，政府在流动人口卫生服务供给体系中发挥主导作用(a135 政府购买，a179 健康促进活动，a29 党团组织参与，a70 政府财政主导)。相较于传统政府的供给模式，协同供给机制要求政府根据"公民面向国家的表达权"与"国家与服务提供者之间的契约"来建立并完善主体间的长线责任，因此政府可以在保留供给责任的同时剥离直接生产能力，这意味着政府只承担基本卫生服务，其他领域则让位于多元主体的参与(a30 基层自治组织，a77 学校与职场及社区并重，a185 基层服务点数量，a81 立足社区及基层)。企业主体与社会组织在流动人口卫生服务供给中的优势在于满足流动人口多元化与差异化卫生需求(a80 志愿者服务社会协同，a161 企业文体活动，a196 企业健康环境，a198 企业组织管理)。流动人口在卫生服务供给体系中也不应该只是被动接受者，其不仅是需求表达的主体，也是第一健康责任人(a170 健康生活方式，a171 健康家庭，a97 健康素养)。供给流程优化是指从计划到执行再到检查改善各个环节相互配合顺畅,力图降低成本并提高效能的一系列方法。在计划阶段,进行需求调研(a169 健康需求调研,a38 领导层重视)。在执行阶段,利用数据监测系统进行卫生服务供给动态监测(a122 动态监测定期,a141 动态监测专项与基线调查,a142 监测数据开发,a83 动态监测人员,a84 动态监测程序)。由于我国政府治理具有明显的运动型特征,流动人口卫生服务供给常以健康的活动形式呈现,因此针对健康活动卫生健康委员会设计了专项督检(a159 专项动态监测,a197 专人负责,a58 专项督查督导),同时为了规避供给项目全盘推进的风险,流动人口卫生服务供给项目采用试点示范的方法,以示范区作为标杆推广成功经验(a121 试点要求,a172 健康示范点,a44 建立示范区)。

(3) 约束要素:协同责任。协同供给以内外驱力调动供给积极性,但这并不意味着对消极供给没有约束机制,现有约束机制围绕承诺制定和承诺履行来规范协同供给的责任,主要包括政策制定与绩效管理两类约束。政策制定是契约约束,它是政府在内部简政放权改革与外部流动人口健康需求的双重压力下,破除政府中心主义的改革逻辑做出的政治承诺。在流动人口卫生服务协同供给中,这种承诺体现为将预防作为卫生政策的立足点,将健康优先融入所有政策(a139 健康教育纳入整体教育,a195 流动人口纳入政策制定,a23 健康理念融入政策制定)。绩效管理是规则约束,承诺的"兑现效果"取决于卫生政策是否能层层落实,为此流动人口卫生服务供给必须设定具体的衡量指标和兑现期限,运用绩效考评工具规范供给主体的供给行为。在供给绩效考评制度中,不仅设置多元考评主体(a360° 综合考评,a33 省际互评,a35 国家专项考评),而且有规范的考评方法(a151 评估方法,a154 考评宣传,a18 双向考核,a19 制定考核指标),以及考评结果的具体应用(a82 在转移支付经费和用具经费调拨上给予倾斜)。任何主体都具有经济理性,政策承诺和绩效考评的最终目的是抑制供给主体行为的负外部性。

(4) 氛围要素:协同保障。如果协同责任是负面约束因素,那么协同保障就是正面促进因素,在外部为协同供给营造良好氛围,氛围营造通过法律协同和政策协同两条途径实现。在立法上明确流动人口的法定健康权利,启动《流动人口卫生计划生育工作条例》修订工作,剔除不合时宜的返乡孕检等要求,加入卫生服务内容,严格监管毒害环境及高危环境作业等侵害流动人口健康的违法行为(a103 法定权利,a111 权利构成,a27 法规修订),同时提供信访和"阳光卫生"投诉电话、劳动仲裁、劳动诉讼等多种健康权益保护措施(a31 权益维护途径)。政策氛围营造方面主要着手于将流动人口卫生服务与其他政策进行配套,政策研究中考虑中长期人口迁移与聚集态势(a164 城乡布局与人口流动,a165 阶层流动机制配套,a194 居住证与服务衔接,a78 城市发展规划与服务统筹)。利用卫生计划生育部门融合发展的有利条件，将计划生育职能转为卫生服务供给职能，比如中国计划生育协会已开始履行流动人口健康家庭建设职能。同时，对流动人口卫生服务供给问题保持宽松的政策氛围，鼓励创新型供给方式的出现，探索流动人口健康促进服务的新途径(a116 社会组织创新服务，a178 购买服务创新模式)，部分流动人口健康问题凸显的地区可以设立创新试点(a156 九个试点城市启动了创新流动人口服务管理体制)。

### 3. 需求满足结果：协同效应

协同效应是对协同结果的衡量维度，在实现机制中分为健康公平、健康促进与社会融合三个层面，只有公平的卫生服务才能实现健康促进的目的，最终实现流动人口在居住地的社会融合。第一层级是流动人口能否获得真正的健康公平。流动人口的健康公平是指流动人口群体能够享受与本地居民同等的基本卫生服务，并在身心健康水平和社会适应能力方面与本地市民没有显著差异，具体包括均等化和可及性两个维度。《"健康中国 2030"规划纲要》明确指出，立足全人群和全生命周期两个着力点，提供公平可及、系统连续的卫生服务。对于流动人口而言，均等化不能停留于宣传层面，而需要扎根到具体的项目推动中，比如全面落实医疗保险异地结算(a157 均等化项目推动，a186 均等化宣传，a37 均等化研究)。可及性则通过 15 分钟卫生服务供给圈与精准供给为流动人口卫生服务享用提供数量保证(a128 落实最后一公里，a138 健康教育可及性，a148 卫生服务便利性)。第二层级是依托社区卫生服务属地化管理促进流动人口身心健康。通过政府宣传、媒体宣传及内部群体非正式传播并提升流动人口卫生服务知晓率(a100 非政府平台宣传，a108 卫生服务知晓程度，a140 场所教育，a166 同伴健康传播)。流动人口认识到健康的重要性，作为公民主动表达卫生需求，作为员工参与企业卫生服务供给决策(a176 提升认知，a200 员工参与)。第三层级是借由健康资本实现社会融合，卫生服务协同供给的最终目标是通过个体健康促进并增强其融入城市的人力资本，这就需要政府不仅在理念上明确融合的意义，也要制定专门的测量依据衡量政府融合举措的实施效果(a201 融合指标，a125 融合测量)，推广标杆地区的融合促进经验(a136 融合培训)。

### 4. 研究结论与讨论

研究发现，流动人口卫生服务协同供给实现机制在"协同认知—协同策略—协同效应"这条故事主轴下，既呈现"认知共识—状态现象—互动行动—调节条件—结果产出"的理论逻辑，也隐含"需求合理性分析—需求满足路径—需求满足结果"的实践路线。

首先，在需求合理性分析阶段，流动人口享用卫生服务的合理性已经成为共识，在工具选择上只有协同供给能够实现供给效能最大化，从而增进流动人口的健康收益。在达成共识的基础上，围绕流动人口具体的卫生服务需求和目前供给中的非协同问题设计解决路径。其次，在需求满足阶段主要围绕供给主体动力和能力问题设计行动策略，在供给动力和供给能力的调动过程中，要注意运用外部约束因素与氛围要素进行调节。最后，在需求满足结果阶段，从健康公平、健康促进和社会融合三个方面递进式衡量协同供给的效果。

本研究的理论价值如下。

(1) 以"健康中国"作为流动人口卫生服务协同供给研究的逻辑起点，通过识别"认知—状态—互动—调节—结果"故事线索构建流动人口卫生服务协同供给的实现机制，该模型清晰展示了流动人口卫生服务协同供给各个要素之间的逻辑关系以及在供给过程中的不同作用。

(2) 运用扎根理论，采集有关流动人口卫生服务供给的各类资料进行层层编码以识别出流动人口卫生服务协同供给的关键维度，使对于流动人口卫生服务协同供给的研究不仅停留于话语解析层面，而是进入理论模型的建构阶段。

本研究的启示在于：第一，在认知共识与状态现象环节，对流动人口卫生服务享用的合理性达成共识后，需要明确流动人口卫生服务这个跨地区、跨部门的问题只有协同工具能予以解决。供给以需求为前提，需求要结合流动人口的群体特征变化，进行分层及分梯度供给，财力匹配、功能划分及效率低下是消极协同的来源。第二，在互动环节，流动人口卫生服务协同供给既要通过资源配置和利益分配调动供给意愿，也要通过供给主体多维联动和供给流程优化提升供给能力。首先，协同供给需要配备人、财、物、时间和信息等资源，资源配置可以依托地理分析技术识别健康洼地区域，进而实现卫生服务的精准匹配。协同的利益关系是最根本的关系，既要有利益共识又要有利益举措，因此政府在利益协同过程中，应该注意将强制性举措与支持性举措差别运用，比如对于健康管理的优质企业在保险、政策、税收上予以奖励，根据职业健康危险级别设置不同的监管级别。其次，需要公私部门多维联动提高供给效率，基本卫生服务由政府主导，但非基本服务及改善型服务则需要社会力量的参与，社区、企业、学校都是卫生服务供给场所，提高健康素养是流动人口维护个体健康最经济的方式。最后，通过全流程的监测和评估对供给流程循环优化，从而保证流动人口卫生服务供给的可持续性。第三，在调节环节，既要有责任约束，也要注意保障氛围的营造。政府不仅主导财政，还主导政策方向，决策层必须保证健康融入一切政策，同时应用绩效考评工具对政府、企业、志愿供给组织进行考评，将考评结果作为资源匹配的依据。氛围营造方面，主要运用法律明确和维护流动人口健康权益，也要注意卫生服务供给与区域发展、城乡布局、城市发展规划、户籍改革、居住证制度等政策协同进行，尤其要鼓励创新型供给方式。

本研究虽然运用"认知—状态—互动—调节—结果"这条故事线索梳理了流动人口卫生服务协同供给的实现机制，但仍然有以下不足：

(1) 尽管数据构成多元且来源具有权威性，但缺少来自流动人口的第一手访谈资料，无法从流动人口视角解析卫生服务供给问题。

(2) 定性研究虽然有助于了解供给的逻辑机理和实现机制，但是无法了解其具体协同状态，后期需要基于协同度模型测量流动人口卫生服务协同供给运行的现实状态。

(3) 本研究建构协同供给模型是研究流动人口卫生服务供给的逻辑思路，但没有具体研究在操作层面的现实路径，后期研究可以以此为基础，从动力策略、能力策略、协同责任、协同保障和协同效应方面分别展开研究。

# 五、流动人口卫生服务供给协同度评价模型与量化测量

在理顺流动人口卫生服务协同供给的逻辑机理与实现机制后，需要考察各个结构要素在供给实践中的协同效应，从而找到协同供给的薄弱环节。本研究运用复合协同度模型测量流动人口卫生服务供给的协同程度。

## (一)协同效应与协同度量化测量的理论关联

流动人口卫生服务协同供给理论源于物理学领域的协同理论，协同理论研究阐释了远离平衡态的开放系统在外界影响变量达到某种程度时，内部系统如何通过自发协同实现时间、空间及功能的有序排列。卫生服务协同供给的研究以整合视角居多，一种是关于卫生服务整合框架的研究(凌莉，2015；代涛，2019)。市场化改革导致供给体系出现无序竞争，卫生服务体系高度分散产生了资源浪费和无效配置，需要将卫生服务整合视为连续谱。另一种是关于整合层次的研究，包括基层卫生服务及顶层卫生服务整合供给，国外研究侧重运用提供者与使用者矩阵分析卫生资源使用效率问题(Geneva，2008；Greener，2008)，国内多强调分级诊疗模式是从根本上改变目前医疗卫生体系分割局面的途径(蔡立辉，2009)。流动人口卫生服务供给研究在关注焦点上体现出明显的协同问

题表征，针对协同供给的筹资机制及均等供给问题，卫生健康委员会流动人口服务中心强调根据流动人口集聚区内需求强度的差距进行事权及财权的配置，以"需"定"供"优化资源配置，调整和规范长效筹资责任，通过"筹资上浮"填补短期筹资政策空白。针对协同供给中的主体协同问题，岳经纶(2014)探讨了政府、雇主、卫生部门、社区、社工在流动人口健康问题中所扮演的不同角色及如何将其纳入供给主体框架。针对协同供给的效果问题，学界多从健康公平角度进行衡量，通过分析流动人口卫生服务政策目标与现实的差距，提出需要建立流动人口健康公平与社会融合之间的互动机制，采取"将健康融入所有政策"的行动策略(王健，2014；杨菊华，2016；王德文，2015)。

在具体协同度的测量中，企业管理领域研究较为成熟，组织创新、产业创新与技术创新是国内外研究的焦点。国外研究侧重于如何应用量化模型测量企业内部要素的协同程度或者衡量这些内部要素对于企业并购的影响，例如 Trushma 等通过组织-文化的 6 个维度研究组织要素之间的协同程度，Garzella 开发了一种协同度量模型用来支持并购决策过程。国内研究也呈现出经济管理类研究占比较多的特征，具体研究方向多见于技术创新及产业创新领域，吴笑运用协同理论构建了协同创新的测度模型。汪良兵等基于复杂系统论的视角，运用协同度模型测度了 17 个高新技术行业创新系统的有序度和协同度。刘英基为了探究技术创新、制度创新与产业高端化的协同发展关系，在理论分析基础上构建了复合系统协同度模型，并运用协整、格兰杰因果检验及脉冲响应模型进行了实证分析。公共管理领域协同度测量的应用领域主要为生态环境治理中的府际协同问题，罗富政、罗能生在对我国省际政治协同度进行测度评价和时空分析的基础上，实证分析了区域异质性视角下政治协同对区域经济增长的影响。李虹与张希源基于协同理论构建了科技创新与生态环境测度模型，结合京津冀、长三角及珠三角的面板数据检验我国生态创新的协同度。聂法良以协同治理理论为基础提取城市森林治理的协同度指标，运用复合系统模型检验了青岛市森林协同治理体系的协同度。在卫生服务领域，协同度研究多从单一维度展开，比如资源协同及组织协同的形成机制、实现机制及约束机制。复合系统模型仅在农村卫生服务供给中得到应用，张萌与汪莎莎根据农村卫生服务的内涵提出从功能、网络、需求与经济 4 个一级指标及 59 个二级指标测量协同度。

总之，关于协同度的量化研究尚未涉及流动人口卫生服务供给领域，在建构流动人口卫生服务协同供给的理论模型后亟须对其协同状态进行实证检验，运用协同度模型检验卫生服务协同生产的有效性，具体了解供给系统之间或系统内要素之间协调有序的程度，从而使供给主体面对内外部环境的要求能够有序。灵活、快速地响应流动人口的健康需求。协同度由有序度决定，表明协同由无序走向有序。流动人口卫生服务供给协同度是指面对流动人口的健康需求和各供给主体的利益诉求，供给系统能够有序、灵活、快速响应要求，形成卫生服务供给的能力，协同度越高说明供给要素组合效果越好。测量协同供给程度的目的在于掌握协同状态，根据协同状态进行策略调整，以便达到最终提高协同效应的目的。

## (二)流动人口卫生服务供给协同度测度模型

### 1. 流动人口卫生服务协同供给结构理论模型

流动人口是在"推拉作用"下形成的独特社会阶层，低收入、低地位及低生活质量形成的"累积环境风险"导致其身心健康水平下滑，"地理迁移"这个特性使流动人口在时空差异下形成不同的卫生服务需求。围绕流动人口在不同流动周期内的健康需求，流动人口卫生服务供给的协同规律体现在其供给系统是一个开放的非线性系统，具备动力学系统和耗散结构的相关特征。本研究结合健康中国这个战略背景，根据扎根理论研究构建流动人口卫生服务协同供给逻辑，揭示协同结构的影响机理。首先，立足于公民权所蕴含的"价值理性"阐释流动人口作为卫生服务供给重点人群的合理缘由，运用协同治理的"工具理性"阐释流动人口卫生服务供给的现实举措。明确健康中国战略的价值内涵在于以卫生需求为导向，通过资源倾斜、流程整合、主体开放等途径最终实现健康全覆盖。其次，根据健康中国这个现实背景阐明流动人口卫生服务协同供给的必要性和可行性；围绕供给主体的财力、供给责任的分担动力、政府内外供给功能的划分及政策执行效率四个方面分析协同供给的焦点问题，如图2-4所示。再次，依据状态、结构、绩效分析模式对流动人口卫生服务协同供给进行逻辑推导并构建理论模型，状态层对应流动人口个体、群体及卫生服务的特性，结构层对应协同动力与协同能力，绩效层对应协同责任。要完成流动人口卫生服务协同供给的操作性界定，既需要在决策层根据流动人口个体、群体及卫生服务的特性将健康优先融入决策中，也需要在生产层根据不同流动时间和流动阶段的健康需求，由主体协同、资源协同、利益协同与流程协同四个维度共同完成服务供给，绩效层则通过对协同度的测量了解供给流程中的薄弱环节。最后，根据协同状态的测度结果思考如何通过利益共识及资源配置解决协同动力问题，通过主体协同与流程协同解决协同能力的问题，同时以制度和伦理作为约束条件保障协同供给的运行，最终实现流动人口平等享受卫生服务供给及促进其全人健康的目的。

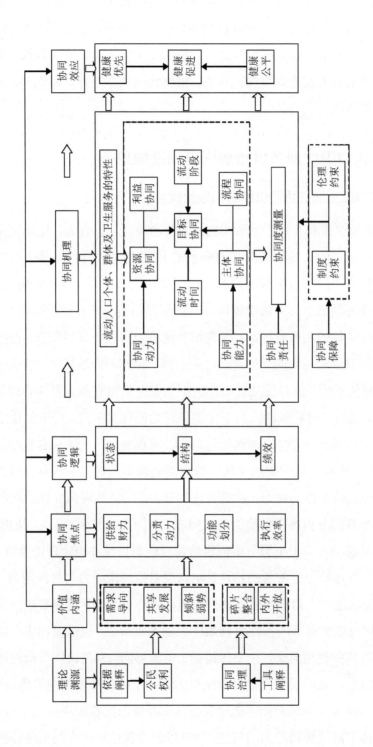

图 2-4　流动人口卫生服务协同供给结构理论模型

流动人口卫生服务供应链涉及协同动力、协同能力、协同责任三个结构变量，只有各个变量子系统协调一致，才能保证供给协同实现由无序供给转向有序供给。根据流动人口卫生服务系统协同度内涵及前文对协同供给模型的理论分析，本研究借鉴了孟庆松、韩文秀的复合系统模型和刘英基、汪良兵、聂法良的具体指标构建方法，结合我国流动人口卫生服务供给实践，从协同动力与协同能力两个维度构建流动人口卫生服务复合系统协同度测量模型，具体包括主体协同、资源协同、利益协同、流程协同与目标协同5个子系统。在检验5个子系统有序度的基础上，测度整体供给的协同度，协同度越趋近于1表明协同效应越高。

### 2. 卫生服务供给子系统有序度模型

根据复合因子概念，用变量 $S = \{S_1, S_2, S_3, S_4, S_5\}$ 表示流动人口卫生服务供给子系统，其中 $S_1 - S_5$ 分别对应供给系统中主体协同、资源协同、利益协同、流程协同以及目标协同这5个子系统。对于任意子系统 $S_i$，$i \in \{1, 2, 3, 4, 5\}$，用变量 $e_{ij}$，$j \in \{1, 2, \cdots, k\}$ 对应主体协同、资源协同、利益协同、流程协同以及目标协同这5个子系统的具体指标，在协同学中被称为序参量，$k$ 是子系统评价指标的个数，$k = 10$ 即表示子系统有10个指标需要进行分析。用 $\min(e_{ij})$，$\max(e_{ij})$ 分别定义各个子系统的指标 $e_{ij}$ 的取值范围，在具体实证中既可以选择具体的标准序参量，也可以选择检验年度指标的最大值和最小值。供给系统在临界点处的序参量可以分为两类：一类变量数目多、变化快，但对系统演化及结构形成不起决定作用，称为快弛豫变量；另一类变量数目少、变化慢，但对系统演化和结构形成起支配作用，称为慢弛豫变量，慢弛豫变量亦称为系统的序参量。假定 $e_{i1}, e_{i2}, \cdots, e_{im}$，$m \in [1, k]$，为慢弛豫参量，其取值越大表明子系统的有序度越高；$e_{i(m+1)}, e_{i(m+2)}, \cdots, e_{in}$ 为快弛豫参量，其取值越小，子系统的有序度越高。因此，应用式(2-1)定义流动人口卫生服务供给系统各子系统序参量有序度，则：

$$\mu_i(e_{ij}) = \begin{cases} \dfrac{e_{ij} - \min(e_{ij})}{\max(e_{ij}) - \min(e_{ij})} & (j \in [1, m]) \\[4mm] \dfrac{\max(e_{ij}) - e_{ij}}{\max(e_{ij}) - \min(e_{ij})} & (j \in [m+1, k]) \end{cases} \tag{2-1}$$

子系统序参量的有序度 $\mu_i(e_{ij})$ 的取值范围是[0,1]，其值越大，说明 $e_{ij}$ 对子系统的影响越强。同时 $e_{ij}$ 的贡献程度不仅取决于其数值的大小，还取决于序参量的排列组合方式，也就是各个序参量的权重占比，数值越大，权重越高，序参量的贡献越大。权重的计算方法有算术平均法、几何平均法及线性加权法等，本研究借鉴线性加权法计算权重。卫生服务每个子系统的有序度模型如式(2-2)所示：

$$\mu_i(S_i) = \sum_{j=1}^{k} w_j \mu_i(e_{ij})$$

$$(0 \leqslant w_j \leqslant 1 \text{ 且} \sum_{j=1}^{k} w_j = 1) \tag{2-2}$$

由(2-2)式可知，$\mu_i(S_i)$ 的值越大，说明 $S_i$ 系统的有序度越好，$\mu_i(S_i)$ 的取值范围为 $[0,1]$，用 $w_j$ 代表序参量 $e_{ij}$ 在具体子系统中的重要程度，运用熵权法求得权重。对于某项指标，可以用熵值来判断某个指标的离散程度，熵值越大，指标的离散程度就越大，该指标对综合评价的影响(即权重)就越大。如果某项指标的值全部相等，那么该指标在综合评价中不起作用。方法如下：

(1) 标准化处理。将观测指标的极端值作为上限和下限，利用式(2-1)对流动人口卫生服务协同供给的评价指标进行标准化处理，标准化矩阵 $R = (\gamma_{tj})_{4 \times k}$ 的行标 4 代表年份数，列标 $k$ 代表各子系统评价指标的个数，比如主体协同的指标个数 10，$\gamma_{tj}$ 表示第(2013+$t$)年第 $j$ 项评价指标的标准值，$\gamma_{tj} \in [0,1]$。

(2) 熵。卫生服务子系统中第 $j$ 个指标的熵由式(2-3)可得：

$$E_j = -c \sum_{t}^{4} p_{tj} \ln(p_{tj}) \qquad (j = 1, 2, \cdots, k) \tag{2-3}$$

式中，$p_{tj} = \gamma_{tj} / \sum_{t}^{4} \gamma_{tj}$，$c = 1/\ln 4$；当 $p_{tj} = 0$ 时，令 $p_{tj} \ln(p_{tj}) = 0$。

(3) 求熵权。第 $j$ 个指标的熵权如式(2-4)所示：

$$w_j = \frac{1 - E_j}{k - \sum_{j=1}^{K} E_j} \tag{2-4}$$

式中，$0 \leqslant w_j \leqslant 1$ 且 $\sum_{j=1}^{k} w_j = 1$。

### 3. 供给系统协同度模型

假设在给定初始时刻 $t_0$，流动人口协同卫生服务系统的 5 个子系统的有序度分别为 $\mu_1^0(S_1)$、$\mu_2^0(S_z)$、$\mu_3^0(S_3)$、$\mu_4^0(S_4)$、$\mu_5^0(S_5)$，在流动人口卫生服务系统动态演变的另一时刻 $t_1$，卫生服务子系统的有序度分别为 $\mu_1^1(S_1)$、$\mu_2^1(S_z)$、$\mu_3^1(S_3)$、$\mu_4^1(S_4)$、$\mu_5^1(S_5)$，流动人口卫生服务供给系统协同度测度公式如式(2-5)所示。$cm \in [-1,1]$，$cm$ 的取值越大，说明卫生供给系统的协同度越高。$\theta$ 表示随着时间的变化，有序度的变化。$\theta$ 的值是 1，表明供给子系统的有序度随时间变化而上升；$\theta$ 的值是-1，则说明有序度随着时间的变化而下降，如式(2-6)所示：

$$cm = \theta \cdot \sqrt[5]{\prod_{i=1}^{5} |\mu_i^1(S_i) - \mu_i^0(S_i)|} \qquad (2\text{-}5)$$

式中，$\theta$ 应该满足以下条件：

$$\theta = \frac{\min_i (\mu_i^1(S_i) - \mu_i^0(S_i) \neq 0)}{|\min_i (\mu_i^1(S_i) - \mu_i^0(S_i) \neq 0)|} \qquad (2\text{-}6)$$

### 4. 协同度划分标准

为了对流动人口卫生服务系统协同度进行合理的评价，本研究参考经济管理领域学者的做法，结合新居民服务管理局等调研单位的意见，根据协同度数值将协同状态划分为不协同、低度协同、中度协同与高度协同四个等级，如表 2-38 所示。

表 2-38 流动人口卫生服务系统协同状态划分标准与阐释

| 协同状态 | 协同度 | 说明 |
|---|---|---|
| 高度协同状态 | $0.80 \leqslant cm \leqslant 1$ | 流动人口卫生服务供给的主体、资源、利益及流程协同效应显著，实现了健康促进的目标 |
| 中度协同状态 | $0.60 \leqslant cm < 0.80$ | 供给主体、资源和流程基本可以达到良性运行 |
| 低度协同状态 | $0.40 \leqslant cm < 0.60$ | 供给系统主体多元化程度不足，利益及责任划分不清，流程运转不畅，流动人口健康状态下滑 |
| 不协同状态 | $0 \leqslant cm < 0.40$ | 供给系统主体、资源、利益责任划分处于建构阶段，运转流程没有呈现协同性 |

## (三)流动人口卫生服务协同度评价指标体系

### 1. 测试指标体系与数据来源

流动人口卫生协同供给作为一个有机整体，主体、客体及外部环境各层面之间相互作用、协调配合使系统内部各种资源得到充分利用，系统要素和谐一致，进而保证流动人口健康效益的实现。根据前文构建的流动人口协同供给理论与实证模型，本研究从五个方面划分流动人口卫生服务供给协同度内涵并构建指标(见表 2-39)：①主体协同是流动人口卫生服务供给中能动性最强的要素，主体参与程度直接决定流动人口卫生服务协同供给的绩效；②利益协同对流动人口卫生服务供给起着保障作用，保障主体具有分担卫生服务供给责任的动力；③资源协同是依据流动人口数量特征、人口学统计特征与分布特征配置人、财、物及信息；④流程协同是根据流动阶段与流动时间产生的不同需求匹配相应的服务，同时保障信息共享；⑤目标协同是卫生服务供给的方向，其他要素都以此为基础运行并发挥作用。

表 2-39　流动人口卫生服务协同供给指标构成

| 一级指标 | 二级指标 | 三级指标 |
|---|---|---|
| 流动人口卫生服务协同度 | 主体协同 | 医疗卫生机构数 |
| | | 基层医疗卫生机构数 |
| | | 社区卫生服务中心数 |
| | | 乡镇卫生院数 |
| | | 民政部门医疗救助数 |
| | | 政府办基层医疗卫生服务量 |
| | | 非政府办基层医疗卫生服务量 |
| | | 健康教育合办栏目 |
| | | 公众健康教育活动次数 |
| | | 政府主办健康服务网站数 |
| | 资源协同 | 医疗卫生机构人员数 |
| | | 每千人口卫生技术人员数 |
| | | 全科医生数 |
| | | 社区卫生服务中心人员数 |
| | | 专业卫生机构人员数 |
| | | 妇幼保健院人员数 |
| | | 疾控中心人员数 |
| | | 医疗卫生机构床位数 |
| | | 健康教育培训人次 |
| | | 健康传播材料发放份数 |
| | | 卫生总费用 |
| | | 政府卫生费用占比 GDP 比重 |
| | 利益协同 | 流动人口社会贡献认可程度 |
| | | 流动人口医疗保险异地结算方便程度 |
| | | 流动人口医疗保险异地结算的监管力度 |
| | | 流动人口与户籍人口卫生服务投入等同程度 |
| | | 流动人口医疗保险缴费与给付合理程度 |
| | 流程协同 | 健康优先融入政府决策 |
| | | 流动人口卫生服务信息化平台建设 |
| | | 流动人口卫生服务信息共享广度 |

| 一级指标 | 二级指标 | 三级指标 |
|---|---|---|
| 流动人口卫生服务协同度 | 流程协同 | 流动人口卫生服务信息共享深度 |
| | | 卫生服务一站式供给 |
| | | 流动人口卫生政策落实程度 |
| | | 流动人口卫生服务供给责任明确程度 |
| | | 流动人口卫生服务异地合作程度 |
| | 目标协同 | 健康档案建立比例 |
| | | 健康教育类型多于两种 |
| | | 健康教育来源多于两种 |
| | | 孕妇产前检查 |
| | | 孕妇产后健康体检 |
| | | 0～6 岁儿童保健手册建档率 |
| | | 子女免费接种国家规定疫苗 |

上述指标中主体协同与资源协同的数据来源于 2015—2018 年《中国卫生健康统计年鉴》，目标协同数据来源于卫生健康委员会流动人口服务中心 2014—2017 年流动人口动态监测数据，如表 2-40 所示。利益协同与流程协同数据采用问卷调查方式，按照 Likert 五级划分法邀请新居民服务管理局、公安局流动人口管理大队及企业雇主、出租房房东、流动人口等各个利益相关者进行打分评价，去掉极端数值后取均值作为指标数值。

表 2-40　目标协同指标数值

| 二级指标 | 三级指标 | 编号 | 2014 年 | 2015 年 | 2016 年 | 2017 年 |
|---|---|---|---|---|---|---|
| 目标协同 | 健康档案建立比例 | E01 | 23.0% | 29.1% | 38.4% | 30.0% |
| | 健康教育类型多于两种 | E02 | 46.5% | 70.6% | 60.0% | 53.3% |
| | 健康教育来源多于两种 | E03 | 92.1% | 77.0% | 62.7% | 60.8% |
| | 孕妇产前检查 | E04 | 58.0% | 83.0% | 99.6% | 90.0% |
| | 孕妇产后健康体检 | E05 | 57.6% | 74.7% | 80.0% | 83.8% |
| | 0～6 岁儿童保健手册建档率 | E06 | 87.0% | 90.0% | 91.8% | 93.0% |
| | 子女免费接种疫苗 | E07 | 85.0% | 94.0% | 98.4% | 97.9% |

**2. 熵权法确定指标权重**

利用熵权法模型算出卫生服务供给子系统的各指标权重 $w_j$，限于篇幅，本研究仅以流程协同子系统作为例证，其他子系统同理可得。

(1) 数据矩阵的标准化。对流程协同系统 2014—2017 年指标数据标准化处理后得矩阵 $R = (\gamma_{ij})_{4\times8}$（见表 2-41）。

表 2-41　流程协同系统 2014—2017 年指标数据标准化结果

| 年份 | D1 | D2 | D3 | D4 | D5 | D6 | D7 | D8 |
|---|---|---|---|---|---|---|---|---|
| 2014 | 0.4143 | 0.3714 | 0.1714 | 0.1429 | 0.2429 | 0.4714 | 0.0000 | 0.0429 |
| 2015 | 0.5143 | 0.4429 | 0.3429 | 0.4429 | 0.5143 | 0.5714 | 0.0857 | 0.0000 |
| 2016 | 0.5143 | 0.5714 | 0.4429 | 0.4143 | 0.5429 | 0.5714 | 0.2571 | 0.1429 |
| 2017 | 1.0000 | 0.8000 | 0.8429 | 0.8429 | 0.9000 | 0.9000 | 0.1857 | 0.3286 |

(2) 熵。利用式(2-3)计算流程协同系统各个指标的熵(见表 2-42)。

表 2-42　流程协同系统 D 各指标的熵和熵的冗余度

| 指标 | D1 | D2 | D3 | D4 | D5 | D6 | D7 | D8 |
|---|---|---|---|---|---|---|---|---|
| 熵 | 0.9541 | 0.9690 | 0.8945 | 0.8903 | 0.9334 | 0.9775 | 0.7308 | 0.6125 |
| 熵的冗余度 | 0.0459 | 0.0310 | 0.1055 | 0.1097 | 0.0666 | 0.0225 | 0.2692 | 0.3875 |

(3) 熵权。根据式(2-4)计算流程协同系统各个指标的熵权，如表 2-43 所示。其他 4 个子系统的权重运用类似的方法即可得出，具体参见表 2-44 至表 2-46。

表 2-43　流程协同系统 D 各个指标的权重

| 指标 | D1 | D2 | D3 | D4 | D5 | D6 | D7 | D8 |
|---|---|---|---|---|---|---|---|---|
| 熵权 | 0.0443 | 0.0299 | 0.1016 | 0.1057 | 0.0641 | 0.0217 | 0.2594 | 0.3733 |

表 2-44　主体协同 A 各个指标的权重

| 指标 | A1 | A2 | A3 | A4 | A5 | A6 | A7 | A8 | A9 | A10 |
|---|---|---|---|---|---|---|---|---|---|---|
| 熵权 | 0.0000 | 0.0000 | 0.0000 | 0.0000 | 0.0263 | 0.0006 | 0.0001 | 0.0568 | 0.0107 | 0.9054 |

表 2-45　资源协同 B 各个指标的权重

| 指标 | B1 | B2 | B3 | B4 | B5 | B6 |
|---|---|---|---|---|---|---|
| 熵权 | 0.0030 | 0.8843 | 0.0237 | 0.0189 | 0.0000 | 0.0117 |
| 指标 | B7 | B8 | B9 | B10 | B11 | B12 |
| 熵权 | 0.0000 | 0.0019 | 0.0015 | 0.0120 | 0.0244 | 0.0185 |

表 2-46  利益协同 C 与目标协同 E 各个指标的权重

| 指标 | C1 | C2 | C3 | C4 | C5 | E1 |
|------|------|------|------|------|------|------|
| 熵权 | 0.0098 | 0.3351 | 0.1024 | 0.2298 | 0.3230 | 0.7534 |
| 指标 | E2 | E3 | E4 | E5 | E6 | E7 |
| 熵权 | 0.0654 | 0.0613 | 0.0720 | 0.0410 | 0.0011 | 0.0059 |

## (四)流动人口卫生服务供给有序度与协同度

### 1. 有序度与协同度

在确定子系统序参量的权重后，将权重与序参量的数值代入式(2-1)和式(2-2)，得出流动人口卫生服务供给子系统的有序度，以 2014 年度作为初始时刻，根据式(2-5)及式(2-6)可分别计算出 2015—2017 年度的协同度，如表 2-41 所示。根据表 2-41 计算结果绘制了流动人口卫生服务系统协同度趋势图，如图 2-5 所示。

表 2-47  流动人口卫生协同服务各子系统 2014—2017 年有序度

| 年份 | 主体协同 A | 资源协同 B | 利益协同 C | 流程协同 D | 目标协同 E | 协同度 |
|------|------|------|------|------|------|------|
| 2014 | 0.017 928 | 0.005 318 | 0.105 723 | 0.103 77 | 0.132 4 | |
| 2015 | 0.018 829 | 0.005 657 | 0.129 113 | 0.185 278 | 0.234 267 | 0.009 |
| 2016 | 0.020 174 | 0.006 274 | 0.409 466 | 0.295 89 | 0.324 042 | 0.029 9 |
| 2017 | 0.026 301 | 0.006 338 | 0.740 378 | 0.491 005 | 0.227 177 | 0.045 7 |

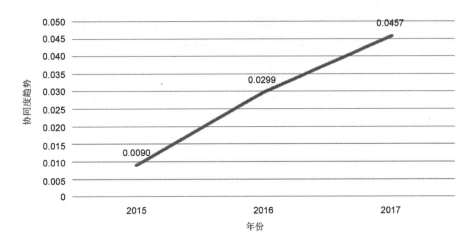

图 2-5  2015—2017 年流动人口卫生服务系统协同度趋势

表2-47显示子系统的有序度随着时间逐年增加,但是目标协同子系统有序度在2016年达到峰值后变小,2017 年度利益协同子系统的有序度在所有子系统里面数值最大。通过表 2-10 计算结果,绘制流动人口卫生服务协同供给各子系统 2014—2017 年有序度与协同度堆积面积图,如图 2-6 所示。由图 2-6 可知,流动人口卫生服务供给系统正处于协同演化的进程中,2015 年后的有序度均大于初始时刻,并且进入正协同状态。截至 2017 年这个时间节点,资源协同、主体协同是有序度较低的子系统,流程协同与目标协同是有序度提升较慢的子系统。

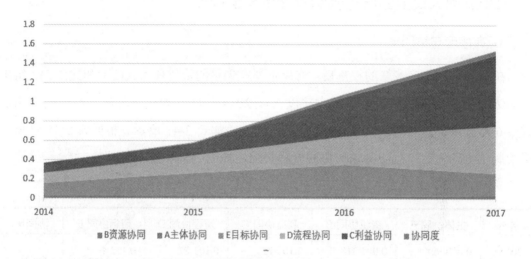

**图 2-6　流动人口卫生服务系统各子系统 2014—2017 年度有序度与协同度堆积面积图**

### 2. 指标贡献度分析

2017 年流动人口卫生服务供给系统协同度贡献排名前十的指标中,有 4 个是利益协同指标,有 3 个是流程协同指标,有 2 个是目标协同指标,只有 1 个是主体协同指标。排名后十位的有 6 个是资源协同类指标,4 个是主体协同类指标,如图 2-7 所示。这表明,国家在健康战略层面已经制定了针对流动人口卫生服务的供给政策,并且对于卫生服务供给流程有基本的操作规范,同时也印证了资源协同与主体协同是协同供给的薄弱环节。

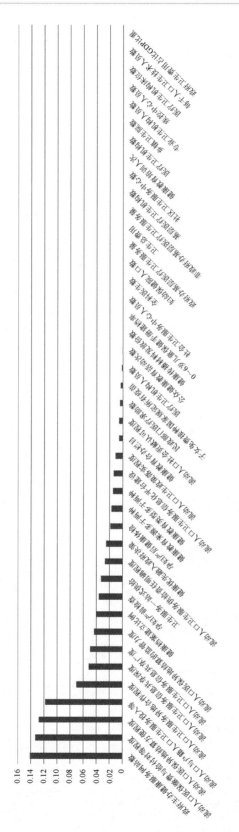

图 2-7　2017 年各指标对流动人口卫生服务总体协同度的贡献度

# 第三部分

## 流动人口卫生服务协同供给动力推进策略

# 一、流动人口卫生服务协同供给外生动力——资源协同

根据协同度的测量结果，资源协同是流动人口卫生服务协同供给改善的焦点策略之一。我国流动人口卫生服务供需失衡主要表现为空间失衡，资源协同的重点在于调整资源的空间匹配。卫生资源既包括以人、财、物为内容的硬性资源，也包括信息、政策、法规等软性资源。本项目对于流动人口卫生服务资源的配置研究侧重于硬性资源，应用地理信息系统方法分析流动人口健康及卫生资源的分布状态，了解卫生服务资源的分布趋势，为资源协同提供配置依据。

## (一)卫生资源布局配置现状地理等级分布

### 1. 卫生人力资源配置现状

根据《2018 年中国卫生健康统计年鉴》，利用各地区每千人口卫生技术人员数绘制出中国卫生人力资源配置现状，2018 年中国卫生人力资源配置整体来说由北向南呈现递减趋势，其中红色区域分为五个等级，分别为<-0.5S、-0.5～+0.5S、+0.5～+1.5S、+1.5~+2.5S、>+2.5S，对应不显著、一般、偏显著、显著和极为显著级别。北京市(11.3名/千人)、浙江省(8.1 名/千人)和陕西省(8.1 名/千人)的人力资源配置表现较好。

### 2. 卫生物力资源配置现状

根据《2018 年中国卫生健康统计年鉴》，利用各地区医疗机构床位数指标绘制出中国卫生物力资源配置现状，卫生物力资源配置地理分布显示 2018 年中国卫生物力资源配置由东南向西北呈现递减趋势，西部地区除了四川省(643 475 万张)以外，其余省份的物力配置状况均相对较弱。在全国范围内，山东省(584 812 万张)与河南省(558 998 万张)的卫生物力资源配置最好；在中南地区，湖南省(452 335 万张)和广东省(492 064 万张)的卫生物力资源配置较好；在长三角地区，江苏省是卫生物力资源配置最好的省。

### 3. 卫生财力资源配置现状

根据《2018 年中国卫生健康统计年鉴》，利用各地区卫生总费用的指标绘制出中国卫生财力资源配置现状，卫生财力资源配置地理分布整体呈现由东南向西北递减的趋势，西南地区除了四川省(2 675.77 亿元)表现突出以外，整体低于东南地区。在全国范围内，广东省(4 193.33 亿元)、江苏省(3 359.98 亿元)及山东省(3 354.70 亿元)的卫生总费用最高。

### 4. 卫生资源配置整体策略

流动人口已被明确纳入常住人口卫生服务供给中，根据 2020 年中国常住人口数量统计排名，前十位的省份分别为广东省、山东省、河南省、四川省、江苏省、河北省、湖南省、安徽省、湖北省及浙江省，对应资源的等级分布状况，排除民族地区，物力资源与财力资源空间分布整体与人口数量分布基本匹配，人力资源配置不均衡现象较为明显。除了江苏省及浙江省以外，其他区域卫生人力资源与常住人口的匹配并不均衡，广东省作为流动人口数量庞大的第一大省，其卫生人力资源配置却弱于新疆地区，卫生服务供给部门需要根据常住人口数量调整卫生人力资源的空间配置。

## (二)流动人口总体健康状况空间关系分析

卫生资源配置除了考虑人口数量以外，还要具体了解人口的健康情况，根据人口健康状况提取需要重点关注的地区。本研究根据 2017 年流动人口动态监测数据，基于 GIS 的等级分布、空间相关及冷热点分布三种方法考察流动人口健康的空间分布状况，划分出需要重点配置卫生资源的流入地。空间自相关是研究事物与其地理位置的关系，基本标准是位置近的事物影响力比位置远的事物大。对于空间自相关的计算指标有很多，其中使用最多的就是全局自相关，也被称为全局莫兰指数(Global Moran's I)。下面是全局自相关的公式和相应的指标解释，空间自相关性的 Moran's I 的统计公式为：

$$I = \frac{n}{s_0} \frac{\sum_{i=1}^{n}\sum_{j=1}^{n} w_{i,j} z_i z_j}{\sum_{i=1}^{n} z_i^2} \tag{3-1}$$

其中，$z_i$ 是要素 $i$ 的属性与其平均值 $(x_i - \bar{x})$ 的偏差，$w_{i,j}$ 是要素 $i$ 与 $j$ 之间的空间权重，$n$ 等于要素总数，$S_0$ 是所有的空间权重的聚合：

$$S_0 = \sum_{i=1}^{n}\sum_{j=1}^{n} w_{i,j}$$

统计的 $z_I$ 得分按式(3-2)计算：

$$z_I = \frac{1 - E[I]}{\sqrt{v[I]}} \tag{3-2}$$

其中：

$$E[I] = -1/(n-1)$$

$$v[I] = E[I^2] - E[I]^2$$

局部自相关通常用 LISA 图来检验，它主要用来探究值的聚集性问题。LISA 检验后的成果会呈现四种类别：H-H 是高聚集的区域；H-L 是高聚集地区被低聚集地区所包围；L-H 是低聚集地区被高聚集地区所包围；L-L 是低聚集的区域。在 ArcGIS 中用热点分析(Getis-Ord $G_i^*$)工具来探测事物的局部聚集，局部聚集高的地区为热点，局部聚焦低的地区为冷点。热点分析 (Getis-Ord $G_i^*$)的原理公式为：

$$G_i^* = \frac{\sum_{j=1}^{n} w_{i,j} x_j - \overline{X} \sum_{j=1}^{n} w_{i,j}}{s \cdot \sqrt{\dfrac{[n \sum_{i=1}^{n} w_{i,j}^2 - (\sum_{i=1}^{n} w_{i,j})^2]}{n-1}}} \tag{3-3}$$

其中 $x_j$ 是要素 $j$ 的属性值，$w_{i,j}$ 是要素 $i$ 和 $j$ 之间的空间权重，$n$ 为要素总数，则：

$$\overline{X} = \frac{\sum_{j=1}^{n} x_j}{n}$$

$$S = \sqrt{\frac{\sum_{j=1}^{n} x_j^2}{n} - (\overline{X})^2}$$

### 1. 流动人口自评健康空间关系分析

(1) 等级分布。根据 2017 年全国流动人口卫生计划生育动态监测数据绘制流动人口自评健康空间等级分布图，1、2、3 分别代表流动人口的身体健康状况：健康、基本健康和不健康。0 代表缺失值，流动人口整体认为自身是健康的，在东北及内蒙古地区出现少量自评不健康的人群。

(2) 冷热点分析。利用 ArcGIS 中的全局自相关工具计算流动人口自评健康的空间自相关性，流动人口自评健康的 Moran's I 值为 0.109 446 大于 0，整体呈现空间正相关性。$Z$ 值 30.848 96 大于 1.96，且 $P$ 值通过 1%显著性概率检验。这说明，在流动人口自评健康的影响因子中，地域性呈现正面的相互影响。局部热点分析可揭示具有正相关性地区的聚集性，流动人口自评健康的冷热点分析中红色区域为热点区域，对应正相关的聚集性；蓝色区域为冷点区域，对应负相关的聚集性。东北的北部、西北的中部地区及长三角南部的部分地区的流动人口自评健康水平较低。

### 2. 流动人口慢性病空间关系分析

(1) 等级分布。根据 2017 年全国流动人口卫生计划生育动态监测数据绘制流动人口慢性病空间等级分布图，1、2、3、4、5 分别代表流动人口中患有高血压、患有糖尿病、患有高血压和糖尿病、均未患有及未就诊的情况，0 为缺失值。总体情况表明，大部分流动人口未患有慢性病，西北部分地区聚集少量患有高血压的流动人口。在甘肃省部分地区，聚集部分未就诊流动人口。

(2) 冷热点分析。利用 ArcGIS 中的全局自相关工具计算流动人口是否患有慢性病的空间自相关性，流动人口慢性病的 Moran's I 值为 0.126 714 大于 0，整体呈现空间正相关性，Z 值 35.688 95 大于 1.96，且 P 值通过了 1%显著性概率检验。这说明，在流动人口是否患有慢性病的影响因子中，地域性呈现出正面相互影响。局部热点分析可揭示具有正相关性地区的聚集性，热点分析显示沿海的长三角部分地区及河套地区呈现了高热点值，甘肃省、黑龙江省、藏南地区呈现了低冷点值。

### 3. 流动人口两周患病率空间关系分析

(1) 等级分布。根据 2017 年全国流动人口卫生计划生育动态监测数据绘制流动人口两周患病率空间等级分布图，1、2、3 分别代表调查期间的两周内身体有患病、两周前身体有患病和从未患病的情况，0 为缺失值。总体情况表明，我国流动人口两周内发生疾病的情况较少，只在零星地区散落分布。

(2) 冷热点分析。利用 ArcGIS 中的全局自相关工具计算流动人口两周患病率的空间自相关性，流动人口两周患病率的 Moran's I 值为 0.111 58 大于 0，整体呈现空间正相关性，Z 值 31.440 08 大于 1.96，且 P 值通过了 1%显著性概率检验。这说明，在流动人口两周患病率的影响因子中，地域性呈现出正面相互影响。局部热点分析可揭示具有正相关性地区的聚集性，热点分析显示以黄河河套为中心的中国北方区域表现为高热点值，被调查者多认为自己近期身体健康状态良好，近两周内未有患病就医及住院情况。

### 4. 流动人口流行病空间关系分析

(1) 发烧等级分布与冷热点分析。根据 2017 年全国流动人口卫生计划生育动态监测调查流动人口问卷中的流动人口最近一年内是否出现过发烧症状的问题，绘制了全国范围内的流动人口最近一年内是否出现过发烧症状空间等级分布图，其中 1、2、3 分别代表最近一年内患有发烧、未患发烧和记不清，0 为缺失值。调查情况表明，我国流动人口最近一年内基本未出现过发烧症状，出现过发烧症状的人群在全国范围内零散分布。

利用 ArcGIS 中的全局自相关工具，计算流动人口最近一年内是否出现过发烧症状的空间自相关性，流动人口最近一年内是否出现过发烧症状的 Moran's I 值为 0.125 493 大于 0，整体呈现空间正相关性。Z 值 35.346 97 大于 1.96，且 P 值通过了 1%显著性概率检验。这说明，在流动人口最近一年内是否出现过发烧症状的影响因子中，地域性呈现出正面的相互影响，热点分析显示长三角南部地区、黄河河套地区和川滇黔地区的流动人口呈现了高热点值。

(2) 感冒等级分布与冷热点分析。根据 2017 年全国流动人口卫生计划生育动态监测数据绘制全国范围内的流动人口最近一年内是否出现过感冒症状空间等级分布图，其中 1、2、3 分别代表最近一年内患有感冒、未患感冒和记不清，0 为缺失值。总体情况表明，我国流动人口最近一年内出现过感冒症状的情况在全国范围内基本存在。

利用 ArcGIS 中的全局自相关工具计算流动人口最近一年内是否出现过感冒症状的空间自相关性，流动人口最近一年内是否出现过感冒症状的 Moran's I 值为 0.109 186 大于 0，整体呈现空间正相关性，$Z$ 值 30.773 39 大于 1.96，且 $P$ 值通过了 1%显著性概率检验。这说明，在流动人口最近一年内是否出现过感冒症状的影响因子中，地域性呈现出正面的相互影响，热点分析显示京津冀周边地区流动人口呈现了高热点值。

### 5. 流动人口健康重点关注区域

根据 2017 年流动人口动态监测问卷数据及健康结果的空间分布规律，可得出以下内容。

(1) 流动人口健康自我评价和慢性病等级分布印证了流动人口是经过健康选择的人群，这与已有研究相符。

(2) 空间分布总体呈现江苏省—浙江省—福建省—广东省—海南省的区域聚集特征，东南沿海到海南省在自评健康、慢性病、两周患病率及流行病分布方面呈现聚集性，原因在于东南沿海为流入人口聚集地，其中海南省因为流动老人数量增加，成为新的流动人口聚集区。

(3) 在总体健康的主观评价中，长三角南部地区为高值热点区域，说明这些地区流动人口自评健康较差。

(4) 在慢性病与两周患病率评价中，长三角、四川省部分地区、新疆及内蒙古部分地区为热点部分，甘肃省、黑龙江省及藏南地区为冷点区域，这说明在慢性病及两周患病率评价中，甘肃省、黑龙江省及藏南地区流动人口状况更差，因此慢性病预防保健服务资源匹配需要向甘肃省、黑龙江省及藏南地区倾斜。

(5) 在流行病评价中，长三角、四川省部分地区、新疆及内蒙古的部分地区为热点区域，内蒙古、东北及西藏南部地区为冷点区域，这说明内蒙古部分地区、东北及西藏地区的流动人口在流行病评价中情况更差，因此流行病预防服务资源匹配需重点关注这些地区。

（6）在少数民族流动人口卫生服务资源配置中，慢性病、两周患病率及流行病预防服务需重点关注西藏地区。

## (三)流动人口卫生服务供给空间关系分析

对于流动人口卫生服务供给的空间考察涉及多种卫生服务类型，本研究选取卫生服务知晓率、健康档案、职业健康教育、慢性病教育及健康机构选择五个指标衡量卫生服务供给空间分布情况。

### 1. 流动人口卫生服务知晓率空间关系分析

（1）等级分布。根据 2017 年流动人口卫生计划生育动态数据绘制全国范围内的流动人口卫生服务知晓率空间等级分布图。其中，1、2 分别为调查人群知晓和不知晓卫生服务的情况，0 为缺失值。总体情况表明，流动人口对于国家基本公共卫生服务项目的知晓率在空间分布上呈现由西北向东南递减，新疆、内蒙古及四川地区知晓的人群集中，其余地区的知晓人群与不知晓人群基本参半。由此可知，流动人口对于国家基本公共卫生服务项目的知晓率不高。

（2）全局自相关与局部自相关。利用 ArcGIS 中的全局自相关工具计算流动人口卫生服务知晓率的空间自相关性，流动人口卫生服务知晓率的 Moran's I 值为 0.129 777 大于 0，整体呈现空间正相关性，$Z$ 值 36.556 67 大于 1.96，且 $P$ 值通过了 1%显著性概率检验，这说明在流动人口卫生服务知晓率的影响因子中，地域性呈现出正面相互影响。流动人口卫生服务知晓率的冷热点分析显示，在东南沿海地区工作的流动人口对国家基本公共卫生服务项目的知晓率偏低，表现为正向高值聚集性空间分布特点。

### 2. 流动人口健康档案空间关系分析

（1）等级分布。根据 2017 年全国流动人口卫生计划生育动态监测数据绘制全国范围内的流动人口健康档案空间等级分布图，其中 1、2、3、4 分别代表已建立、未建立也未听说、未建立已听说和不清楚，0 为缺失值。流动人口对本地是否为其建立了健康档案情况的正反馈主要有两类情况：一是已经建立；二是没建立，但是听说过居民健康档案。在空间上，这两类人群在北方相对集中，南方零散分布，在内蒙古及西藏地区出现了建档人群的部分聚集。

（2）全局自相关与局部自相关。利用 ArcGIS 中的全局自相关工具，计算流动人口健康档案的空间自相关性，流动人口健康档案的 Moran's I 值为 0.109 27 大于 0，整体呈现空间正相关性。Z 值 30.799 78 大于 1.96，且 P 值通过了 1%显著性概率检验。这说明，在流动人口健康档案情况的影响因子中，地域性呈现面的相互影响。中部地区、长三角部分地区、云贵部分地区呈现了高热点值，东北部分地区及新疆、西藏的部分地区呈现低冷点值。

### 3. 流动人口职业健康教育空间关系分析

(1) 等级分布。根据 2017 年全国流动人口卫生计划生育动态监测数据绘制全国范围内的流动人口健康职业病防治教育空间等级分布图，其中 1、2 分别代表有职业病教育及未有该教育，0 代表缺失值。总体情况表明，我国流动人口健康职业病防治教育在全国范围内零散分布。

(2) 全局自相关与局部自相关。利用 ArcGIS 中的全局自相关工具，计算流动人口健康职业病防治教育的空间自相关性，流动人口健康职业病防治教育的 Moran's I 值为 0.122 95 大于 0，整体呈现空间正相关性，Z 值 34.635 1 大于 1.96，且 P 值通过了 1%显著性概率检验。这说明，在流动人口健康职业病防治教育的影响因子中，地域性呈现出正面的相互影响。流动人口健康职业病防治教育的冷热点分析显示，长三角地区、京津冀周边地区、内蒙古与山西省的部分地区呈现了高热点值，而且热点区域在这些地区高度聚集，珠三角地区呈现低冷点值。

### 4. 流动人口慢性病健康教育空间关系分析

(1) 等级分布。根据 2017 年全国流动人口卫生计划生育动态监测数据绘制全国范围内的流动人口健康慢性病防治教育空间等级分布图，其中 1、2 分别代表有慢性病教育及未有该教育，0 代表缺失值。总体情况表明，我国流动人口慢性病防治教育在全国范围内仅有零散分布。

(2) 全局自相关与局部自相关。利用 ArcGIS 中的全局自相关工具，计算流动人口健康慢性病防治教育的空间自相关性，流动人口健康慢性病防治教育的 Moran's I 值为 0.133 511 大于 0，整体呈现空间正相关性，Z 值 37.602 23 大于 1.96，且 P 值通过了 1%显著性概率检验。这说明，在流动人口慢性病防治教育的影响因子中，地域性呈现出正面的相互影响。流动人口健康慢性病防治教育的冷热点分析显示，长三角与京津冀周边地区呈现了高热点值，新疆、西藏及甘肃省部分地区呈现低冷点值。

### 5. 流动人口健康机构选择空间关系分析

(1) 等级分布。根据 2017 年流动人口卫生计划生育动态监测数据绘制全国范围内的流动人口健康机构时间成本空间等级分布图，其中 1、2、3、4 分别为 15 分钟为最便捷区、15～30 分钟为比较便捷区、30～60 分钟为不太便捷区、1 小时以上为不便捷区，0 为缺失值。由调查情况来看，便捷区占据了调查区域的大部分，这说明国家健康机构建设相对完善。

(2) 全局自相关与局部自相关。利用 ArcGIS 中的全局自相关工具，计算流动人口健康机构时间成本的空间自相关性，流动人口健康机构时间成本的 Moran's I 值为 0.111 921 大于 0，整体呈现空间正相关性，Z 值 31.550 042 大于 1.96，且 P 值通过了 1% 显著性概率检验。这说明，在流动人口健康机构时间成本的影响因子中，地域性呈现出正面的相互影响。流动人口健康机构时间成本的冷热点分析显示，西南部分地区呈现了高热点值，珠三角地区呈现低冷点值。

### 6. 流动人口卫生服务资源匹配重点关注区域

根据流动人口卫生服务利用空间分布规律，可得出以下内容。

(1) 在卫生服务利用中，流入地是卫生服务利用需要关注的重点区域，在卫生服务知晓、健康档案建立、健康教育及健康机构配置中，长三角及京津冀地区都属于高值区域，珠三角地区在职业健康教育与医疗机构配置上表现较好。这说明，流入地整体卫生服务供给状况较弱，以长三角、京津冀为代表的流入地是卫生服务资源匹配的重点地区。

(2) 流动人口卫生服务供给并未与流动人口的最新流动特征相匹配，伴随流动人口向中西部回流，湖北省、湖南省及四川省等长江沿线地区成为新的流动人口流入地，但沿江经济带流动人口在卫生服务利用上并未有突出表现，因此卫生服务供给要依据流动人口新的空间分布数据进行资源匹配。

(3) 少数民族流动人口卫生服务供给的关注焦点为西南民族地区。

## (四)流动人口卫生服务资源配置影响因素

本研究利用 2017 年流动人口动态监测数据，通过流动人口健康档案、健康教育这两个指标来探究收入、教育、流动范围、居留意愿、社会融合与卫生服务的关系，采用 GWR 工具建立空间范围内的局部回归方程，来探索研究对象在某个尺度下的空间变化及相关的驱动因素，并可以用于对未来结果的预测。

根据 Tobler 地理学第一定律,距离越近的事物之间的相关性越大。因此,对于一个给定的地理位置 $(u_0, v_0)$,可以采用局部加权法最小二乘法来估计 $\beta_j(u_0, v_0)(j = 0, 1, \cdots, p)$,则:

$$\min \sum_{i=1}^{n} \left[ y_i - \sum_{j=1}^{p} \beta_j(u_0 v_0) x_{ij} \right]^2 w_i(u_0 v_0) \tag{3-4}$$

其中,$w_i(u_0, v_0)_{i=1}^{n}$ 是在地理位置 $(u_0, v_0)$ 处的空间权重。令 $\beta(u_0, v_0) = [\beta_0(u_0, v_0), \beta_1(u_0, v_0), \cdots, \beta_p(u_0, v_0),]^T$,则 $\beta(u_0, v_0)$ 在 $(u_0, v_0)$ 处的局部最小二乘估计值为 $\beta_j(u_0, v_0)(j = 0, 1, \cdots, p)$。

$$\hat{\beta}(u_0, v_0) = [X^T W(u_0, v_0) X]^{-1} X^T W(u_0, v_0) Y \tag{3-5}$$

其中,$X = (X_0, X_1, \cdots, X_p), X_j = (x_{1j}, x_{2j}, \cdots, x_{nj})^T$;

$Y = (Y_0, Y_1, \cdots, Y_n)^T$;

$W(u_0, v_0) = \text{Diag}[w_1(u_0, v_0), w_2(u_0, v_0), \cdots, w_n(u_0, v_0)]$.

令 $(u_0, v_0) = (u_i, v_i), i = 1, 2, \cdots, n$,则可以由式(3-5)得到回归函数 $\beta(u, v)$ 在所有观测位置处的局部估计值。

### 1. 收入与健康档案及健康教育

在 GIS 利用 GWR 工具实现地理加权回归,蓝色区域表示被解释因子与解释因子表现为负相关,<-1.5S 为显著负相关关系;红色区域表示被解释因子与解释因子表现为正相关,>+1.5S 为显著正相关关系。收入与流动健康档案人数回归系数整体呈现出从中部地区向四周减小的趋势。收入与健康教育种类的地理加权回归系数显示,在以山东省为中心的中国东部地区省份中,流动人口的个人收入水平与健康教育存在显著的正相关关系,这说明有固定收入的流动人口缺少相应教育实施过程。同时,在以陕西省、山西省、河南省为中心的中国中西部地区,两者存在显著的负相关关系。

### 2. 教育与流动人口健康档案及健康教育

在 GIS 利用 GWR 工具实现地理加权回归,教育与流动人口健康档案的地理加权回归系数显示我国东北及内蒙古的部分地区回归系数最大,说明在该地区教育与流动人口健康档案呈现很强的正相关性。对于局部而言,教育对流动人口健康档案人数的关系在我国京津冀、江淮部分地区及两广地区呈现很强的负相关性。在 GIS 利用 GWR 工具实现地理加权回归,教育与健康教育种类的地理加权回归系数显示环渤海北部地区、江苏省及珠三角地区教育与健康教育种类呈现正相关性。

### 3. 流动范围与流动人口健康档案及健康教育

在 GIS 利用 GWR 工具实现地理加权回归，流动范围与流动人口健康档案地理加权回归系数显示，除内蒙古、甘肃省、陕西省及山西省部分地区，流动范围与健康档案呈现明显的负相关性。在 GIS 利用 GWR 工具实现地理加权回归，流动范围与流动人口健康教育的地理加权回归系数显示整体来说除了东北及河套地区，流动范围与流动人口健康教育围绕长江经济带呈现出两核分布，向西北及东南方向递减的趋势。

### 4. 居留意愿与流动人口健康档案及健康教育

在 GIS 利用 GWR 工具实现地理加权回归，居留意愿与流动人口健康档案的地理加权回归系数显示除了东北部分地区，居留意愿与健康档案整体呈现负相关趋势。在 GIS 利用 GWR 工具实现地理加权回归，居留意愿与健康教育种类的地理加权回归系数图显示除了环渤海地区，居留意愿与健康教育呈现明显负相关趋势。

### 5. 社会融合与流动人口健康档案及健康教育

在 GIS 利用 GWR 工具实现地理加权回归，社会融合与流动人口健康档案的地理加权回归系数呈现从西北向东南递减的趋势，京津冀与长三角地区呈现显著负相关。在 GIS 中利用 GWR 工具实现地理加权回归，社会融合与健康教育的地理加权回归系数显示整体来说除了内蒙古、陕西省及山西省部分区域的回归系数小于 0 以外，其他地区的回归系数均大于 0，说明在大部分区域中社会融合与健康教育呈现正相关。局部来看，环渤海北部地区回归系数最大，说明社会融合与健康教育种类呈现明显的正相关性。

### 6. 流动人口卫生服务影响因素的空间差异

根据流动人口卫生服务影响因素空间分布规律，可得出以下内容。

(1) 本研究提取健康档案及健康教育两个卫生服务供给指标进行地理加权回归，根据两种服务对流动人口的受益程度，本研究以健康教育作为主要的参考变量，结果显示除居留意愿与部分地区健康档案服务呈负相关关系，收入、教育、流动范围、社会融合都是典型的正相关影响因素，与流动人口卫生服务获得感影响因素研究基本相符，说明在流动人口卫生资源空间配置中仍然要考虑社会经济地位、居留意愿与社会融合这三类要素。

(2) 在具体的空间影响中，各个要素的影响力存在空间差异，收入因素对于山东省及江苏省流动人口卫生服务利用影响程度最强，若要提升这些地区流动人口的卫生服务利用率，则需要配套解决其经济收入问题。

(3) 教育因素对环渤海北部地区及珠三角地区影响系数最高，说明这些地区应该优先从文化教育入手提高流动人口卫生服务利用率。

(4) 流动范围因素对长江经济带的影响强度最高，说明沿江地区要放开流动范围对流动人口卫生服务利用的限制。

(5) 居留意愿因素对环渤海地区的影响强度最高，说明环渤海流入地要优先考虑开放落户政策，促进流动人口卫生服务利用。

(6) 社会融合因素对京津冀、珠三角及长三角的健康教育影响强度最高，说明东部流入地需要注意社会融合政策对卫生服务利用的影响。

# 二、流动人口卫生服务协同供给内驱动力——利益协同

在协同过程中，利益关系是最根本的关系，供给主体的关系首先是利益关系，然后是行政关系。现有研究对于流动人口卫生服务协同供给问题的探讨侧重于功能层面，但对于实践中的利益分配问题则有待深入。有鉴于此，本研究将探讨协同结构中的利益分配如何影响及形塑主体协同。

## (一)流动人口卫生服务协同供给利益共识

美国经济学家奥尔森在《权力与繁荣》中首次提出了共容利益的概念。他认为："某位理性地追求自身利益的个人或某个拥有相当凝聚力和纪律的组织，如果能够获得稳定社会总产出中相当大的部分，同时会因为该社会产出的减少而遭受损失，则他们在此社会中便拥有了共容利益。"因此，只有当个体和组织能够有节制地寻求自身利益，愿意为公共政策的落实做出贡献，才意味着这个社会存在共容利益。共容利益强调社会利益的长期性增长，流动人口健康对于国家、社会、企业及个体就是一种共容利益。

### 1. 国家

为了回应公众对个体健康的关切，党的十九大明确将"健康中国"列为国家重要发展战略，这个战略体现了国家以人民为中心的发展取向，指明了未来政策倾斜与资源分配的方向。要想实现人口红利由数量向质量的转化，必须开发健康生产力，作为劳动适龄人口及健康选择人群。流动人口是国家宝贵的人力资本，维护流动人口健康是国家人

力资本的投资手段及提升劳动生产率的有效措施。流动人口也是健康消费的主要目标人群，对其进行卫生服务供给有利于培育运动休闲、医养康乐等健康服务产业成为新的经济增长点。

### 2. 社会

运用医疗卫生保障回应民生诉求，其最终目的是促使公众实现民族认同与国家认同，维护社会稳定。流动人口规模巨大、流动性强，通过卫生服务供给维护个体健康不仅有利于落实国家卫生服务均等化政策，实现健康公平，更重要的意义在于防止健康问题产生返贫致贫现象，进而导致社会矛盾，使社会发展失去稳定之基。同时，流动人口的流动性使其成为突发公共卫生危机的易感人群，如果不保障其卫生服务供给，就会危及整个社会的卫生安全。

### 3. 企业

流动人口作为产生经济拉力的人群，其健康状况直接关系到企业运行的效率和效果，因此企业维护流动人口健康权不仅是企业的社会责任，而且关系到企业是否能够实现利润最大化。在波特的激励模型中，工作绩效不仅取决于个人努力，还与个体素质能力和工作环境密切相关，对务工者进行卫生服务供给将降低健康风险对其工作能力的限制，促使其积极提升工作绩效。积极维护外来务工者健康权的企业不仅让务工者有尊严地劳动，最大限度地发挥其主观能动性，而且也有助于改善企业形象，为企业形成声誉优势。

### 4. 个体

健康的人才是有尊严的人，健康是人追求幸福生活的前提条件，人们感受幸福的前提是没有身心疾病的痛苦。认同生命的价值必须重视健康权利，失去健康又没有支付能力的成年人将被剥夺做各种事情的自由，所以健康是个人达到实质自由的能力。健康资本同样可以通过投资得以提升，健康投资与教育投资类似，短期内不会产生效果，但对流动人口整体素质具有基础性作用。流动人口通过自我健康管理预防疾病的产生，从而降低医疗开支及提升工作效率，以便达到最终提高生活品质的目标。健康管理的本质是通过健康投资提升人力资本，最终通过人力资本不断增值保证个体的生命质量。

## (二)流动人口卫生服务协同供给利益表征

既然流动人口健康对于国家、社会、企业和个体是一种共容利益,那么这种利益就是可量化的,通过卫生服务协同供给维护流动人口健康将产生直接与间接两类收益。直接收益包括两部分:第一部分是流动人口因病误工时间的减少带来的经济收入;第二部分是流动人口因为健康而节省的医疗费用。间接收益是流动人口因为健康而获得了新的人力资本投入机会,新的投入将为其创造更多的收入。

### 1. 直接利益:收入和医疗费用

流动人口因为健康获得收益的直接表现主要体现于两个方面。一是直接经济收入的增长。Grossman 模型关于健康收益的测量主要是通过增加的劳动时间来衡量,即健康对于收入能力的影响,具体测量方法可以用减少的误工天数×每个制度工日纯收入。二是节省医疗费用而减轻经济负担。伴随城镇职工保险、新型农村合作医疗及流动人口特别保险的保障,流动人口医疗费用的增长已经得到控制,而且经济发达地区的增长率低于经济落后地区,这说明经济发达地区的流动人口自我健康保护意识更强,较少出现"小病不就医,拖成大病、重病才就医"的现象。

从住院间接经济成本来看,流动人口患病的误工天数为 42.5 天,照料人员的误工天数为 16.7 天,如表 3-1 所示。根据《2015 年全国流动人口监测调查报告》,2015 年流动人口的人均月工资为 4 598 元,一场大病的直接经济成本至少消耗流动人口将近 3 个月的工资收入,住院流动人口不但无法继续承担家庭的经济责任,反而成为需要家庭成员照顾的对象,贴身照顾又会挤占其他家庭成员在生产活动上所花费的时间和投入,降低了家庭整体的劳动生产产出。因此,流动人口一旦患大病住院就可能给个人和家庭带来巨大的经济困难。

表 3-1　流动人口误工费用情况

单位:天/人

| 项目 | 平均值 |
|---|---|
| 误工天数 | 42.5 |
| 照料天数 | 16.7 |

(1) 两周患病的经济损失

流动人口两周患病会产生自我医疗费用、就医诊疗费用和交通费等经济开支,如表 3-2 所示。自我医疗是流动人口外出打工期间最大程度地减少费用和时间的一种无奈选择，主要采用自我买药诊疗方式。自我医疗费用平均开支为 62.5 元，到医疗机构就诊的费用平均开支为 136.8 元，而就医期间的交通费为 11.4 元(俞林伟，2018)。

表 3-2　流动人口两周患病治疗费用情况

单位：元

| 项目 | 自我医疗费用 | 就医诊疗费用 | 交通费用 |
| --- | --- | --- | --- |
| 金额 | 62.5±57.1 | 136.8±89.4 | 11.4±7.6 |

(2) 住院引起的绝对经济风险

流动人口家庭住院的直接经济费用为 10 615.7 元，其中，人均住院费用为 8 851.7 元，占大病直接经济费用的 83.4%，人均门诊费用为 1 225.8 元，占大病直接经济费用的 11.5%，人均其他费用为 538.2 元，占住院直接经济费用的 5.1%，说明住院费用在流动人口住院直接经济成本中占据大部分(俞林伟，2018)，如表 3-3 所示。

表 3-3　流动人口家庭住院经济费用情况

单位：元/人

| 项目 | 平均值 |
| --- | --- |
| 直接经济费用 | 10 615.7 |
| 住院费用 | 8 851.7 |
| 门诊费用 | 1 225.8 |
| 其他费用 | 538.2 |

注：其他费用是指大病患者看病而发生的交通费、伙食费、生活费和住宿费等费用。

**2. 间接利益：资本性投入**

健康风险冲击除了对患病个体的身心造成直接的危害以外，还对整个家庭造成资产、照料、心理、社会关系等负担和生计破坏。这种破坏包括通过损耗患病个体健康而降低其生存发展能力，通过大量医疗支出而减少家庭资产存量，通过影响患病个体的活动能力和对家庭成员的照料时间而减少流动人口家庭的谋生活动等。这些影响都可以归结为一个因素，即健康风险冲击对流动人口可持续生计能力的破坏。

(1) 流动人口的日常生活消费。大病迫使流动人口只能从其家庭中获取基本的居住、饮食和生活照料，导致流动人口家庭调整消费结构，减少日常生活开支，如表 3-4 所示。同时，大额医疗保健的支出在较大程度上也挤占其他消费开支，比较常见的是减少日常食物支出，由此可能改变消费习惯，例如降低食物、服装、休闲娱乐、人情等开销，导致家庭恩格尔系数并不高，表现出隐蔽性贫困的特征。大病甚至会影响流动人口的其他生计活动，比如推迟创业、购房、婚嫁、生育等大额消费开支(俞林伟，2018)。健康风险冲击对流动人口及家庭生计产生了重要影响，医疗支出挤占了家庭消费支出和生产经营支出。高梦滔和姚洋(2005)研究证实，贫困居民在遭受严重健康风险冲击后，要花将近 8 年时间才能恢复到生病前的消费水平，要花 10 年的时间才能恢复到生病前的生产经营投入水平。

表 3-4　流动人口日常生活消费水平在生病前后有无改变

| 生活消费水平的变化 | 频数/次 | 百分比/% |
| --- | --- | --- |
| 下降很多 | 333 | 26.3 |
| 有点下降 | 617 | 48.8 |
| 基本无影响 | 304 | 24.0 |
| 不知道 | 11 | 0.9 |
| 合计 | 1 265 | 100.0 |

(2) 流动人口人力资本和社会资本。健康风险冲击直接表现为影响患者的劳动能力和劳动时间，这意味着流动人口健康资本的降低，其健康状况的下降必然影响其获得培训或受教育机会，降低劳动生产效率。同时，影响家庭其他成员的劳动时间安排，减少就业培训机会，大病甚至还会挤占子女教育的支出。在部分家庭连最基本的生活保障都不能得到满足时，可能做出减少家庭成员的教育投资行为，例如要求子女辍学，提早地进入劳动力市场就业，家庭未成年子女成为家庭收入的主要贡献者，但子女辍学导致流动人口家庭人力资本下降。从长期来看，这些由健康风险冲击带来的人力资本受损会对家庭的长期收入水平产生不利影响。

在外出打工阶段，尽管城市里有比较完备的健康风险分担体系，但是在流动人口生活的社区很难形成正规的健康风险分担机制，反而更多地依赖非正式的风险分担机制，主要依靠血缘、亲缘、地缘及社区内的互助共济网络转移风险。但是，这种互助网络往往讲究"互惠性"，对长期遭受健康风险冲击的家庭来说，患者需要家庭成员的照料而减少社会交往活动将直接导致一些社会关系的疏远或者断绝。另外，患病流动人口一味地接受或寻求网络成员的社会支持和帮助，而不给予或无法支付应有的社会网络成本，久而久之将逐渐被边缘化，社会关系网络规模日趋收缩，交往频率下降，社会支持减弱，从而削弱了其社会资本。

## (三)流动人口卫生服务协同供给利益约束

流动人口健康是一种共容利益，但"理性人"假设使供给主体因为受益程度的差异而缺乏承担供给责任的主动性。

### 1. 政府主体收益成本不均衡

流动人口流入地与流出地政府因为受益程度的差异，在流动人口卫生服务供给中，二者都缺乏承担供给义务的主动性。一是地方保护主义理念盛行，经济发达地区与经济落后地区不仅是地方保护主义盛行的区域，也是城市流动人口的流入地和流出地。流入地认为流动人口对本地公共服务体系产生冲击，造成供给能力不足及质量下降，而流入地却是"人口红利"的受益者。流出地认为人口流出使其基础教育产生的人力资本流失，但是人口流动也给流出地带来了发展空间。行政和经济双重分割下形成的地方本位主义思考惯性增加了府际协同的成本，只有打破固有的边界限制，转变地方本位主义思考理念，才能真正落实国家的健康中国战略，实现人的城镇化。二是体制上缺乏横向制度规范引导。流入地与流出地对流动人口卫生服务供给责任分担缺乏动力固然有地方主义理念的问题，但核心问题并非理念，而是以流入地作为供给主体的制度安排对流入地财政造成巨大负担。例如，外来务工人员总数位列全国第一的广东省，如果要解决2673万人基本公共服务供给问题，按人均资本存量及人均公共服务支出测算，每年需要安排2100亿元资金，这相当于广东省全年财政预算的38%。如果中央政府对流入地与流出地没有相应的利益补偿政策，流入地和流出地只能在现有供给条件下做一些小修小补，这显然与国家的总体战略不相匹配。横向利益协调制度的缺乏具体体现在：一方面，地方筹资空间受限，既然流入地是负担的主体，是否可以允许流入地创新卫生服务供给的筹资渠道，通过发行地方债券扩大资金来源，但发行规模要与流入的人口数量相挂钩；另一方面，国家转移支付的依据单一，财政资源与人口流动不匹配的直接表现就是流入地人均转移支付和人均税收随着流动人口数量的上升却呈现下降趋势(甘行琼，2015)。国家的转移支付作为平衡地区利益的重要工具，是否可以调整转移支付的依据和重点，现有转移支付的依据是经济发展水平，中西部卫生服务转移支付补贴高于东部，未来可以考虑将常住人口数量作为转移支付的依据，在转移支付的支付领域中根据流入地与流出地的需求侧重点不同给予不同的支持力度，"流出地健康教育模式"与"流入地预防保健模式"是一种值得借鉴的地方探索。在转移支付中依据常住人口数量和需求不同进行补贴，而不是一味地按照经济发展水平进行补贴。

### 2. 专项任务模式下被动协同

在利益协同机制缺位的情况下，流入地与流出地依然进行了多次卫生服务协同供给实践，其原因在于中央层面的压力式推动。2017 年，国家卫生和计划生育委员会协同国家发展和改革委员会、财政部与人力资源和社会保障部共同印发"十三五"全国健康促进与教育工作规划的通知，培育健康教育专业机构，依托基层卫生服务机构，将健康教育向学校、机关和企业延伸，将计划生育系统的省、市、县三级人口信息平台转为健康信息平台，用于健康信息共享，设立"12320"卫生服务热线，培养基层专职及兼职健康辅导员。2016 年，国家卫生和计划生育委员会发布《新市民健康城市行活动方案》，旨在促进流动人口健康素养，各地开展以免费诊疗、健康咨询、健康宣传、公益广告为内容的健康素养主题宣传活动，在流动人口聚居的工地、企业、物流中心、社区开展健康讲座，现场发放卫生服务指南与健康支持用具，组织流动人口开展健步走、健康操等健身活动，营造关注流动人口健康的社会氛围，引导流动人口养成对自身健康负责的意识。但是，这类协同并非地方政府主动开展的政府行为，而是为了回应中央层面的压力所进行的一种被动式协同，如同爱国卫生运动，这种被动式协同一旦缺乏顶层任务安排和引导调动就难以持续，流入地与流出地难以形成常态化的主动协同关系。这种"压力型协同"的形成在很大程度上是由于流入地与流出地在府际协同中缺乏正式的利益协同机制。

### 3. 社会力量供给约束

波兹曼(Bozeman，1987)认为所有组织都具有公共性，只是存在公共性程度的差异不同，虽然这种观点看似模糊了政府、企业和社会组织的界限，但是对于流动人口卫生服务供给问题，该逻辑却为社会组织和企业参与供给提供了学理支持。我国卫生服务供给社会力量的现实问题不仅是供给组织少，而且内生动力不足。2014 年，全国文化类社会组织已经达到 44 492 个。根据《2019 年中国卫生健康统计年鉴》，我国专业公共卫生供给机构中公立机构为 17 806 个，非公立机构只有 227 个，卫生服务供给领域亟须给予政策倾斜培育社会力量。一方面，政府的卫生服务供给平台需要向社会组织开放，对于公益性卫生服务，比如健康教育、健康生活用具、中医保健等可以通过招标采购或授权补贴外包给社会组织；另一方面，需要通过政策支持保障非公立卫生服务机构的可持续发展，最直接的输血方式就是财政补贴和税收优惠。由于卫生服务的公共产品属性，针对非公立机构的政府补贴并未受到重视，企业和社会组织提供的卫生服务种类单一，完全依靠医务社工和医学院大学生志愿供给，供给者多为完成任务或积累入党积分，因此供给持续性不强。同时，补贴方式为一次性总额发放，致使卫生健康委员会关联密切的单位与民间小型组织获取的补贴数量不均。在税收优惠方面，卫生服务社会组织和企业的税收优惠存在种类单一、范围小、管理程序烦琐等问题。目前，国家对非营利性活动的税收优惠类型只涉及所得税，公益性、经营性收入不享受所得税优惠，抑制了非公立卫生服务机构的造血功能。税收优惠没有涉及流转税和财产税，税收制度与票据制度不协调，即使享有税收优惠却存在申请不到票据的情况。已有的税收优惠范围仅涉及基金会和公益性社会团体，民办非企业单位被排除在外，这导致流动人口自发成立的健康维护组织无法享受政策支持，其收入来源主要为会费和公益捐赠，公益捐赠税前扣除力度不足，抑制了企业和个人大额捐赠的积极性。在税收优惠政策的落实中，审查程序烦琐，政策优惠甚至要延期一年，非公立卫生服务机构开具捐赠票据要向财政部门申请，社会组织为提高管理效率只能开具营业税票据，变相加重了其税收负担。在报税流程中，社会机构要和企业共用报税系统，填报内容上的差异使其无法申报优惠政策。

## (四)流动人口卫生服务协同供给利益分配

### 1. 激发利益主体表达合理诉求

首先，赋予卫生服务供给的利益相关者话语权。《中共中央关于加强党的执政能力建设的决定》要求，"与人民利益密切相关的重大事项"实行听证制度，流动人口卫生服务供给是涉及2亿多人口的重大民生问题，这个规定自然适用于流动人口卫生服务供给决策领域。流动人口卫生服务供给的利益相关者可以参与政府办公会议、兼职工会职务，充分表达流动人口、企业、卫生志愿组织及社区各方的利益诉求，同时具有提案权利，根据群体意志表达、解释和主张健康权益。其次，提升流动人口个体利益表达能力，个体参与能力不仅可以促进政府提升决策效能，而且流动人口参与能力的提升本身就是平等享受卫生服务的表现。个体决策参与能力的提升本质上就是参与意愿和参与技能的提升。流动人口参与决策的个体能力包括两个方面：一方面，个体要有维权意识，健康是人的基本权利；另一方面，个体要有参与的能力，政府在卫生服务供给过程中要注重健康教育，进而增强其参与能力，使卫生服务供给决策符合流动人口的卫生需求。最后，拓展健康权益表达空间。运用线上平台及线下平台使流动人口卫生服务利益相关者及时了解各类卫生政策，通过线上论坛、微信、微博促进政府、流动人口、社会组织、企业及本地居民的交互和沟通，理解不同供给主体的利益诉求，为制定流动人口卫生政策提供依据。

### 2. 政府供给主体间利益补偿

借鉴国外利益补偿经验，政府需要综合使用按人口付费和按项目付费两种方式补偿服务提供者。对于涉及流动人口整体享用的卫生服务，比如健康教育与传染病防控，实行按人口补偿，根据实际服务的人口数量进行补偿。对于面向部分群体的卫生服务，比如老年保健、儿童保健和孕妇保健等，可以实行按服务项目的数量和质量进行补偿。在明确利益补偿的计算方式后，需要重点完善流入地与流出地府际横向协同的利益机制，流入地与流出地在协同供给中的关键问题是如何破解"利益差"，构建"互惠"的利益格局。诚如奥斯特罗姆所言，"政治发展之不能脱离互惠，丝毫不少于经济发展之不能脱离交换，发展必须源于互惠并服务于互惠"。目前，仍然需要从中央层面对二者的利益进行权威性分配，对各方的作用和角色做出清晰及有效的界定，由中央主导对利益受损者予以补偿，实现公平的互惠利益格局。跨域协同供给涉及两个层面的公平问题：一是供给责任的公平分配；二是流入地与流出地公平的"发展权"。就第一个层面的公平问题而言，流入地与流出地共同承担流动人口健康的责任，原有按户籍地供给卫生服务的模式已经向以居住证为载体的模式转移，流入地为基本卫生服务的供给主体，但非基本卫生服务并未有明确的供给责任划分，流入地与流出地都缺乏供给动力。流入地认为自己负担过重，流出地认为流入地作为受益者应该承担供给责任，如果坚持流出地承担供给任务就势必会影响流出地的发展权，因此流入地应该承担主要供给任务。由于流动人口流出时大多数已成年，其卫生习惯已经养成，进而会影响其后期的健康结果，预防接种、健康教育类服务需要流出地主动作为，因此可以在中央层面的主导下，通过"受损者利益补偿"的形式，将流动人口的卫生服务供给责任与供给成本相分离，在明确分割供给责任后，将流入地的部分供给任务交由流出地负责。比如，通过区域财政转移支付避免流出地因为承担供给任务导致利益受损。同时，在中央层面的主导下，设立流动人口健康共同基金，基金款项来源于中央层面的拨款、企业及社会组织捐赠，由卫生健康委员会"流动人口服务中心"负责分配，依据流入地和流出地在流动人口卫生服务上的成本与贡献进行发放。卫生健康委员会流动人口服务中心设定每年的卫生服务供给目标，根据供给任务完成度和基金分配的关系系数划拨基金数额，合理均衡流入地与流出地的卫生服务供给成本。

### 3. 显性与隐性组合激励社会力量供给

流动人口卫生服务供给责任是公共利益，那么就无法脱离公共权力与公共政策，"理性人"属性决定了无论是企业还是社会组织都无法在没有利益的情况下仍然有供给动力，公共部门外部激励转化为社会力量内生动力的最好方式是显性激励与隐性激励措施组合应用。显性激励方式主要体现为直接的经济刺激，对于通过"委托—代理"方式参与流动人口卫生服务供给的企业和社会组织来说，直接的显性激励方式是保证其利润回报，间接的显性激励方式是财政补贴与税收优惠。财政补贴是调节政府和社会关系的杠杆，财政补贴过高会造成国家财政负担，那么如何使用有限的补贴成为关键。一方面，要对流动人口紧缺的卫生服务进行补贴，比如传染病防控；另一方面，财政补贴的发放方式要灵活，为了防止流动人口健康受益程度打折，可以将卫生服务专项补贴发放给流动人口个人，由他们选择供给主体。在税收优惠方面，供给卫生服务的社会组织一旦依法成立就应该自动获得免税资格，对社会组织凡是用于组织运营的投资收益免征所得税，对其供给卫生服务产生的收入和财产免征流转税和财产税，同时给予健康企业示范单位所得税、流转税和财产税直接优惠或者先征后返。隐性激励方式主要体现为对企业和社会组织进行伦理引导。一是声望激励，政府通过媒体舆论正面宣传和专门表彰等方式为企业和社会组织树立正面形象，维护消费者对企业的忠诚度，促进捐赠者对社会组织的信任。二是公共资源支持。对于健康企业示范单位和承接政府卫生服务绩效好的社会组织，政府在授权范围内优先为其解决产品认证、土地征用、办公场地、水电保障和人才引进困难，还可以将这类企业作为政府采购的优先选择。三是负责人职业发展激励。对于健康企业示范单位和社会组织负责人，在政策允许范围内，培植其成为社会精英。例如，浙江省绍兴市在村干部选举中优先考虑那些参与健康企业建设的雇主。

葛兰素史克公司与中华预防医学会及上海市新途社区建立首个针对流动人口的"新市民生活馆"，为流动人口提供卫生服务。浙江省宁波市北仑区洛可社会工作服务中心承接政府"新市民健康行"卫生服务后，开展"流动大篷车"项目，为流动儿童和流动妇女提供"点单+配送"流动课堂服务。

### 4. 基层供给人员复合利益驱动

流动人口卫生服务供给最终效果取决于基层供给人员，即全科医生与家庭医生的执行力，若要提升其供给动力，则可以从牵引力、驱动力和自动力三方面入手，运用复合利益调动基层供给人员的积极性。复合利益 $I = f(V_1) + f(V_2) + f(V_3) + f(V_4) - f(V_5)$，$V_1$ 代表给予基层医务人员的物质奖励；$V_2$ 代表流动人口、企业及社会组织对医务人员的认可；$V_3$ 代表其卫生服务对流动人口健康的价值；$V4$ 代表卫生服务供给对于社会稳定的价值；$V_5$ 表示供给卫生服务付出的时间成本和机会成本。第一，牵引机制。首先，上级部门需要起到表率作用。政策落实需要各个职能部门的配合，也需要上级部门带头实行。其次，通过榜样牵引。榜样具有先进性，通过榜样牵引执行者学习优秀，复制优秀。第二，驱动机制。驱动机制的实质就是压力机制，压力和绩效之间是倒 U 形关系，所以适度地营造压力可以驱动供给行为的产生。卫生健康委员会可以将单一按人头付费的经费拨发机制转为按服务质量发放经费，将基层卫生服务人员的收入与其服务质量挂钩。第三，自动机制。一方面，加强基层人员职业伦理培训，职业伦理决定流动人口卫生服务基层执行者良知力和理性力的强度，基层医生对于职业良知的理性认知越强，实行积极供给行为的动力越大；另一方面，强化基层人员自我实现需要。自我实现即执行者的成就需要，具有高成就需要的基层医生事业心强，执行卫生服务供给决策的主动性强。

# 第四部分

流动人口卫生服务协同供给
能力推进策略

# 一、流动人口卫生服务协同供给主导能力——政府供给

个体健康风险不仅是个人的问题，也是重要的"公共福利议题"，政策安排是影响个体健康的关键性因素，卫生服务供给经历了"福利化"到"市场化"再到"健康中国"的过程，虽然在供给技术上不断进步，但是政府的供给角色却在回归，那就是政府在基本卫生服务需求方面负有主导责任，政府有义务保证特殊人群的卫生服务需求，其成本应该由政府承担。《医疗卫生领域中央与地方财政事权和支出责任划分改革方案》明确提出，坚持政府主导与发挥市场机制作用相结合，完善财政投入机制，鼓励通过政府购买服务等方式提高医疗卫生领域投入效益。

## (一)功能划分：事权、财权匹配及技术保障

卫生服务供给的正外部性决定政府在供给中的主导作用，政府投入与人口健康呈倒 U 形关系，初始阶段投入越多，人口健康状况越好。实证研究显示，政府投入达到 80% 后，这种关系进入拐点(丁忠毅，2019)。流动人口卫生服务供给是健康中国战略的子战略之一，目前正处于初始阶段，政府的主导角色首先是明确事权和财权的分配问题。

### 1. 事权划分

针对流动人口卫生服务供给事权，根据属地化管理原则，地方政府的事权特指流入地政府事权，流入地省级政府根据国家改革方案，制定本省内部市县责任划分方案，但这只是一种粗放的事权规范。在行政化分权体制下，卫生服务供给事权不仅存在中央与地方两级不均，还存在地方政府内部省、市、县三级不均的情况。中央财政收入占比为46%，但卫生服务投入比例却在 30% 以下，在地方政府的 70% 比例中，省级政府利用权力优势使其负责比例不足 20%。英国财政投入占卫生支出的 19.78%，而我国只有0.3%(李华，2017)。在中央已经明确流入地负责卫生服务供给的前提下，流动人口卫生服务供给事权是否合理取决于中央与地方各级政府卫生服务供给事权的划分是否合理。

(1) 中央地方事权范围划分。2018 年国务院颁布的《基本公共服务领域中央与地方共同财政事权和支出责任划分改革方案》明确了基本卫生服务由中央与地方按比例共同承担供给责任。同年，国务院又颁布了《医疗卫生领域中央与地方财政事权和支出责任划分改革方案》，从公共卫生、医疗保障、计划生育、能力建设四个方面对中央和地方政府财政事权和支出责任做出明确划分。流动人口卫生服务主要涉及基本公共卫生服务

和重大公共卫生服务。基本公共卫生服务主要是指国家 14 项基本公共卫生服务供给项目，具体包括健康教育、预防接种、慢性病管理等。基本公共卫生属于中央与地方共同财政事权，二者共同承担供给责任，中央负责制定经费标准及调整基数，并对地方实行分档负担。根据经济实力，内蒙古、广西、重庆市、四川省、贵州省、云南省、西藏、陕西省、甘肃省、青海省、宁夏、新疆，中央分担 80%；河北省、山西省、吉林省、黑龙江省、安徽省、江西省、河南省、湖北省、湖南省、海南省，中央分担 60%；辽宁省、福建省、山东省，中央分担 50%；天津市、江苏省、浙江省、广东省和大连市、宁波市、厦门市、青岛市、深圳市，中央分担 30%；北京市、上海市，中央分担 10%。重大公共卫生服务包括跨区域传染病防控、常规免疫、群体预防接种、重点人群预防接种、重大慢性病防控管理，其统一划分为中央独立事权。

(2) 事权动态调整。事权动态调整是指卫生服务供给事权划分并非一成不变，随着卫生服务供给成本与技术发展，某些卫生服务可能消失，某类卫生服务需要加入供给事权，某类卫生服务需要转型，比如计划生育服务已经转为生殖保健服务。流动人口的个人偏好和人力资本状况也会影响事权的调整，随着其社会经济地位的提高，其健康教育的需求不断增强，这都需要中央政府和地方政府进行及时调整。地方政府也可以根据经济发展状况和流动人口的贡献程度扩展自身的卫生服务供给事权。同时针对人口流出地基本公共卫生服务资金沉淀的现象，可以通过信息化管理，根据人口动态监测数据减少流出地的基数，提高资金使用绩效。

### 2. 财权划分

(1) 常住流动人口筹资责任。根据 2015 年颁布的《居住证暂行条例》，在居住地具有稳定就业及稳定住所的流动人口有权享有卫生服务，常住流动人口的统计口径为在流入地居住一年以上，且具有稳定住所(租售均可)和稳定就业(缴纳社会保险)。政策虽已明确，但在落实过程中仍需改进。首先，按照卫生服务中央与地方事权划分，中央和省级财政皆根据经济状况划分筹资比例，这种划分方式不利于流动人口卫生服务均等化进程。中央补助明显向中西部倾斜，但人口流入地却是东部地区，这就造成流入地筹资担子过重，流动人口卫生服务供给是典型的跨区域问题，中央理应承担更多的供给责任。省级政府效仿中央，最终供给责任大部分下压在市县两级政府。若要改变这种现状，则必须明确基本卫生服务的福利性质，流动人口作为国家公民无论在哪里都有权免费享受基本公共卫生服务。其次，中央按经济能力划分分担比例的做法是一种长远规划，当前需要根据东部省份的财政负担给予资金支持。一方面根据东部省份常住流动人口规模核算转移支付额度，额度上限参考中西部地区的分担比例；另一方面中央出台规范性文件明确地方政府筹资责任，避免省级政府消极筹资问题，在省市县三级政府间参考中央的划分方法，依据经济情况设置分担比例，但根据常住人口规模进行转移支付。

(2) 短期流动人口筹资责任。短期流动人口特指在流入地居住时间多于三个月但少于一年的流动人口，目前针对这类人口的卫生服务供给政策尚属空白，流入地与流出地均未将其纳入供给范围。但高流动性带来了高风险，尤其是针对传染性疾病控制问题，这部分人口恰恰是卫生服务供给的重点人群。短期流动人口筹资问题可以通过核算短期流动人口与常住人口的比例，在常住人口筹资中设计一个上浮比例，通过筹资上浮解决。在具体测算中，可以探索分类筹资机制，健康教育、传染病防控、卫生监督等涉及整个群体的卫生服务按人口数量测算筹资比例，慢性病管理、孕产妇保健及儿童保健以服务量作为筹资依据。

(3) 预算保障长效筹资机制。国家不断加大公共卫生经费投入，但总量增长并不代表人均充足，2019年人均卫生服务经费标准为55元。随着流动人口服务需求的增加，如何保证财政投入的可持续性成为筹资机制面临的问题。一方面要制定预算保障整体卫生服务经费包的中长期筹资规划，只有总量充足，才能根据基本卫生服务包的扩展内容，测算流动人口卫生需求变化，最终化解流动人口卫生服务资金难题；另一方面流动人口筹资是基本卫生服务筹资盘的一部分，但流动人口具有人群特殊性，筹资机制需要针对流动人口的特殊卫生需求予以设计，比如设立专门职业健康保障基金预防职业病对流动人口健康的威胁。

### 3. 技术保障

在事权与财权明确后，具体要配置多少资金依赖于精细化的流动人口数据监测技术。从长远看，流动人口卫生服务供给责任解决的前提是户籍改革，但我国流动人口多为农业转移人口，户籍背后的福利链条使户籍改革难以一蹴而就，农业户口背后的耕地及宅基地利益使流动人口落户中小城市的意愿不强。既然目前无法以户籍信息作为供给依据，那么就需要整合与流动人口信息相关的各类系统，比如人口信息系统、计划生育系统、健康档案系统等，尤其是以社会保险系统作为常住人口的识别依据。同时利用国家层面的健康数据统计平台和流动人口动态监测平台，掌握流动人口与户籍人口卫生服务享用差距及流动人口内部利用卫生服务的群体差异，以此作为资金的分配依据。

## (二)下沉社区：三维主体协同

### 1. 社区卫生环境建设

(1) 居住环境。流动人口的住房。源主要为租房和员工宿舍，自购房的比例仅为 4.7%(俞林伟，2017)，且存在群租现象，租住地点多为城乡接合带的小产权房，不仅居住面积狭小，采光和通风条件差，而且通常是城市的卫生死角，恶劣的居住条件对流动人口的身心健康造成负面影响。改善居住环境可以借鉴出租房屋"旅馆式"管理的经验，以政策优惠、资金扶持等方式引导民间资本介入，将低端出租房改造成安全规范的公寓式群租房。房型以单居室为主，同时控制每个居所的住房面积，从而尽可能地降低租金水平，聘请人员定点清洁，配备浴室、球场、超市等公共设施。在廉租房建设的实际操作中，要充分考虑外来人口的工作、地域分布特点以及经济承受能力，避免不切实际的建设造成住房闲置。先行试点后再寻求突破升级。

浙江省温州市在瓯海区娄桥街道、景山街道等地开展出租房"旅业式"管理试点已经进行全市推广，这种创新型住房方式不仅减轻了政府财政负担，实现住房的垂直公平，而且能够容纳更多的流动人口在城市聚集，实现就地城镇化。

(2) 社区医疗救助。医疗保险的覆盖范围有限，社区网格管理对流动人口信息具有天然采集优势，针对流动人口的紧急医疗困难，社区可以发挥生活聚居区的作用，发动社区内的一切资源，通过整合企业与慈善组织的资源为遭遇大病的流动人口群体提供医疗救助，市民化程度较高的农民工则由政府纳入城镇医疗救助的范围。对于居住与就业不稳定的流动人口实行分级救助机制，综合考虑流动人口家庭负担能力、个人自负费用、疾病类型等因素，分类分段设置救助比例和救助限额。

### 2. 社区卫生服务中心供给

社区卫生服务中心作为卫生服务供给的前沿阵地需要改变"重医轻防"的供给理念，明晰社区卫生服务中心不是医疗中心，而是卫生保健中心，卫生服务供给是其核心职能。

(1) 社区卫生服务中心硬件资源配置。社区卫生服务中心硬件资源配置依据除了考虑常住人口数量以外，还要考虑人口的健康状况及健康影响因素。目前资源配置是以人口数量作为粗放依据，未来需要考虑流入人口的健康分布、社会经济地位、居留意愿、融合程度、居住与工作环境等要素，将社区卫生服务中心建在流动人口健康结果差、居留意愿强、融合程度低及居住与工作环境差的地方，在硬件配置中向这类社区卫生服务中心倾斜，比如提供无偿业务用房，增加建筑面积。在经费投入中，根据国家 45 元/人的标准及地方经济状况进行上浮。除了配备综合性社区服务中心以外，还可以效仿发达国家的做法开办专业卫生服务中心，例如社区营养中心、社区健身中心、社区心理咨询中心等。

(2) 社区卫生服务中心软件资源配置。人力资源是卫生服务的第一资源，社区卫生服务的供给质量取决于人员质量。培训是提升人员质量的重要举措，以上海为例，在全市建立社区全科医生培训的临床基地，培养经费纳入市区两级财政预算，按月按年进行轮训。薪酬福利是提升全科医生工作积极性的主要途径：一方面为其提供物质保障，除了标准工资福利以外，针对流动人口聚居区卫生服务中心工作量大，全科医生工作负担重的状况，可以按照其服务数量提供津贴，根据其服务质量和用户的满意度提供奖励性补贴，同时剥离非专业化服务内容，比如健康档案建设可以交由行政人员负责；另一方面为其提供晋升渠道，拓展职业发展空间，对于在基层默默奉献的医生进行荣誉激励。除了卫生人力资源开发以外，医疗保险需要向健康保险转换，当代医学模式是以慢性病为主的社会医学模式，医疗保险中既要包括医疗项目，也要覆盖卫生服务项目，将健康保险费用纳入医疗保险预付体系。

(3) 拓展供给内容，引入保健门诊。社区卫生服务中心除了向流动人口提供基本医疗服务以外，其工作中心在于提供预防保健、健康教育、传染病防控等卫生服务。依据流动人口的群体特点，开展有针对性的卫生服务，比如为流动儿童和妇女提供生殖保健、营养搭配、免疫接种等卫生服务，为流动老人提供慢性病管理、用药规范、按摩保健等服务，并对流动人口中的困难群体实行低收费和免收费。针对流动人口工作时间长这个问题，社区卫生服务中心可以利用流动卫生车提供上门服务，在调查辖区内流动人口健康状况后，进入健康状况较弱的企业和小区，提供现场咨询、健康教育、免费体检、疫苗注射、心理保健等卫生服务。根据流动人口的个人特点指导其制订个体健康计划，真正落实社区卫生服务下沉机制。

### 3. 社区药房参与卫生服务供给

流动人口多为农业转移人口，2017 年流动人口动态监测数据显示其选择自我药疗的比例高达 44.6%，因此社区药房参与卫生服务供给具有天然的便利性，由药房提供专业药学服务及初级保健服务在发达国家已经成为一种普遍做法。

(1) 专业药学服务。药房提供药学服务人员需要持有药剂师资格证，对于处方药做到"四查十对"，弥补医生可能出现的处方错误。在临床药学中，药品种类繁多，名称相近者众多，包装差异不大，极易产生混淆的情况。在流动人口使用处方药时，药剂师可以审视用药量和用药时间是否合适，对于抗生素要进行皮试后再行用药。对于具有毒性和高危险性的药品，要向购买者当面陈述使用规范及可能产生的毒副作用，以及出现不适症状的处理措施，提高流动人口患者的用药依从性。

(2) 初级保健服务。社区药房服务是由药剂师或其他保健从业人员在药房采取的行动，以优化护理过程，目的是改善健康结果。专业药房服务不限于由药剂师提供，也可以由其他健康人员进行，药房服务人员可以是进行疫苗接种计划或婴儿咨询的护理人员，也可以是从事减肥计划或向糖尿病患者提供营养咨询的营养师。只要人员和设施达标，药房有资格提供基本卫生服务和非基本卫生服务的各类项目，药房就可以和社区卫生服务中心形成良性竞争，流动人口根据自身情况理性选择社会保险资金的使用对象。

## (三)政府购买：规范内容方式

政府在卫生服务供给过程中承担供给责任而非生产责任，政府可以向市场外包卫生服务生产功能，尤其是在非基本卫生服务领域，发挥市场的生产活力，鼓励社会力量参与政府购买卫生服务的招标活动，积极接受监管。因此，除了下沉社区的前台供给以外，政府还可以通过购买走入后台，外部供给主体与政府内部主体形成竞争，通过购买卫生服务扩大流动人口卫生服务供给的覆盖面。

### 1. 购买资金

流动人口的卫生服务费用来源于国家整体财政盘，要解决购买资金问题，核心是解决整体财政投入问题。根据2015年世界卫生服务组织数据，我国卫生费用支出占GDP的比例仅为3.2%，不仅远低于发达国家的9%的比例，甚至低于俄罗斯和巴西，个人卫生费用比例从2003年的58.8%下降到2017年的28.8%，但仍然高于发达国家平均20%的比例(倪东生，2015)，我国万人床位数却超过美国、英国、意大利和加拿大，这说明医疗费用与卫生服务费用比例失衡。健康中国战略强调预防保健，那么就需要加大在卫生服务方面的支出。我国人均卫生服务费用为271美元，美国为8516美元，日本为4225美元。2018年我国人均基本卫生服务经费标准为55元，却要完成14项服务内容，去除预防接种这个必须完成的刚性服务，如此少的资金难以支撑政府为流动人口购买其他卫生服务。目前政府投入占社区卫生服务收入的 10%，若要达到国家卫生规划的最低标准 50%，则必须保持每年 34% 的增长率(张艳芳，2018)，逐步提升政府购买能力。

### 2. 购买内容

(1) 明确规定项目。国家层面确定了 14 项基本卫生服务项目，并将其具体分为 47 个小项，14 项服务具体包括城乡居民健康档案管理、健康教育、预防接种、0～6 岁儿童健康管理、孕产妇健康管理、老年人健康管理、慢性病患者健康管理(高血压、糖尿病)、重性精神疾病患者管理、结核病患者健康管理、传染病及突发公共卫生事件报告和处理服务、中医药健康管理、卫生计划生育监督协助服务、免费提供避孕药具、健康素养促进。但具体的 47 个小项内容没有明确规范且多为重复设置，仅仅涉及体检和跟踪两项内容，没有具体供给内容使供给者无法明确供给标的。若要进行政府购买，则需要精细划分基本卫生服务项目的各类小项，比如针对流动儿童保健，可以划分出新生儿及婴幼儿健康管理、学龄前儿童健康管理、营养教育、计划免疫、五官保健、青春期保健及儿童心理保健 7 个小项。

(2) 明确自选项目。自选项目取决于两个要素：一是根据流入地的财力状况和地方疾病控制需要，流入地政府可以扩大卫生服务供给项目范围，比如针对慢性病管理，在体检和跟踪外增加急救教育、配餐指导等服务，在健康促进项目中增加牙病与眼病防治；二是流动群体的具体需求，根据流动儿童、流动妇女、流动老年等群体的不同需要扩展服务内容，例如增加流动儿童心理健康、流动女性生殖健康保健、流动老人胰岛素注射指导等方面的服务内容。

### 3. 购买方式

(1) 契约管理。在购买前，政府卫生服务供给部门通过调查流动人口的需求内容及优先顺序制定购买目录，避免"看菜吃饭"的现象。在购买过程中引入项目管理的招投标方式，程序公开透明，在官方网站公开竞标者信息，尤其是要给予社会医疗卫生机构参与竞标的机会，提升服务承接方的可持续发展能力。招标后签订正式合同，规范购买服务范围、完成时间、实施效果和流程规范、费用标准及兑现方式。为了减少交易费用，对于连续签约两次的承接组织可以延长合同期限。

2014 年 6 月，原江苏省太仓市人口和计划生育委员会面向社会发布购买社会工作服务项目，经过综合考察，与皖江红社会组织分别作为甲乙双方签署了为期一年的《政府购买流动人口计划生育自治互助服务项目协议书》(2014 年 6 月—2015 年 6 月)，以向皖江红购买服务的方式开展流动人口计划生育供给服务。

(2) 绩效付款。实施效果评估，依据绩效付款。采购者依据协议内容和工作规范，组织第三方机构从综合评估和单项服务两个方面对项目实施效果开展终期评估。一方面，通过信息平台验收、数据分析、流动人口反映及社会反响等方式，对规范运作、服务质量及整体效果等进行综合评估；另一方面，委托第三方机构对承接的服务内容，就服务的真实性、服务对象基础信息、接受服务的情况及流动人口健康素养实施效果进行评估。

项目实施一年期间，皖江红共计开展 3063 例服务，江苏省太仓市卫生和计划生育委员会按其申报服务量的 20%抽取 622 例服务，委托第三方机构太仓市"12345"便民服务热线电话调查 304 例，商请安徽省滁州市定远县卫生和计划生育委员会核对 183 例，江苏省太仓市卫生和计划生育委员会核查 188 例。评估结果显示，皖江红积极接受江苏省太仓市卫生和计划生育委员会业务指导和监督管理，按民办非企业社会组织规定规范运作，能够认真落实《流动人口生育自治服务项目业务规范》要求，服务比较到位，资料比较翔实，社会反响良好。根据江苏省太仓市民政局 2015 年度社会组织评估结果，皖江红荣获江苏省太仓市 3A 级社会组织，在获得相应等级的 74 家社会组织中排名第一。依据相关的评估结果，江苏省太仓市卫生和计划生育委员会按协议规定向皖江红支付了购买服务的所需资金，并给予一定的资金奖励。

### 4. 考核监管

政府购买卫生服务的操作价值在于其灵活自愿，可以根据供给效果动态调整，调整依据为考核监管机制。考核监管对象既包括供给方也包括采购方，那么就需要一个独立的第三方监管机构。以澳大利亚为例，政府专门设立卫生服务标准委员会开展认证工作，认证结果全国通用，并将认证结果与财政拨款挂钩。在流动人口卫生服务购买监管中，要做到按绩效付款，需要设立由卫生部门、专家学者、流动人口代表组成的第三方评估机构，按照签订的合同周期进行考核，考核结果在官方媒体公布。考核指标具有可操作性，考核结果采取强制公布，保证优胜劣汰。即使短期内政府无法实现第三方监管，也需要在考核中纳入流动人口满意度指标。

## 二、流动人口卫生服务协同供给辅助能力——企业责任

### (一)企业的社会责任对流动人口健康的作用机制

流动人口健康权益的可及性对其劳动供给效率具有积极影响，全面优质的卫生服务不仅可以减轻其劳动压力，而且对其单位时间的收益率具有显著提升效应(邓睿，2019)。但现实是流动人口已经成为典型的健康弱势人群，低收入、缺乏医疗保障及恶劣的居住环境和工作环境使其面临较高的健康风险，同时居住隔离、地域歧视、文化冲击导致其产生沉重的精神负担(Olawo et al.，2019)。流动人口健康水平显著低于户籍人口，身体健康的问题源于疲劳和胃肠疾病，心理健康的问题表现为焦虑及抑郁，心理健康与身体健康呈拮抗效应，原因在于流动人口多为农业转移人口，人力资本和社会资本的双重制约使其选择牺牲身体健康来换取较高的社会经济地位(Fan，2019)，因此他们从事着健康风险更高的 3D 工作，即脏乱的(dirty)、危险的(dangerous)、棘手的(dead-end)的工作(Xiang，2004)，致使"亚健康""过劳死"等字眼儿频繁地出现在公众的面前。珠三角地区的外来务工者中有 1/3 的人认为他们的健康状态受到噪声、粉尘和有毒物质的影响，轻工企业的外来务工者因为使用苯浓度超标的黏合剂而面临着苯中毒的风险(梅良英等，2008)，职业疾病很难鉴定致病因子导致流动人口无法及时获得相应赔偿，令人震惊的"张海超开胸验肺"事件固然有管理制度缺陷的原因，但追其源头仍然是企业没有承担起职工健康的保护责任。大部分流动人口处于生命周期中经济活动最为活跃的时期(18～49 岁年龄段)，其 2/3 的时间将在工作中度过(Zheng and Lian，2006)，流动人口健康问题直接导致其劳动价值降低，这不仅是企业的损失，更是整个社会人力资本的损失，既然企业是流动人口的主要工作场所，那么企业就应该承担起改善流动人口健康的社会责任。

世界卫生组织已制定健康工作场所行动框架，国家卫生健康委员会根据指导框架明确要求企业社会责任体系中必须包括健康指标，以劳动者健康保障企业持续发展(李霜等，2016)。2019 年第十四届中国企业社会责任国际论坛也指出以人为本是企业"责任深化，价值重塑"的根本。企业社会责任是组织综合考虑利益相关者的期望，遵循经济、社会和环境三重底线而做出行为和决策(Aguinis et al.，2012)，它是一个包含员工责任、产品责任、诚实公正责任、慈善公益责任与环境责任的复合系统，其中员工责任是

核心维度，已有研究表明工资和健康保险是最重要的员工责任，其次是创造健康和安全的工作环境(Huang，To，2018)。健康服务水平与边际劳动生产率呈正相关关系，良好的员工健康管理一方面降低了健康风险对其工作能力拓展的限制，改善了企业人力资本的质量；另一方面缓解了员工的后顾之忧，强化了其工作意愿(刘国恩，2004)。因此企业主动承担社会责任，将卫生服务纳入企业的薪酬体系，积极维护外来务工者的健康权益，不仅有助于最大限度地挖掘其个人潜力，而且有助于企业获得战略性投资的倍增效应。

此外，需要政府监管作为企业供给卫生服务的外部动力，企业因为其经济人属性会天然地追求眼前的经济效益，不重视职业健康监护工作甚至拒绝卫生监督，出现不主动进行职业危害申报、不愿意承担职业疾病诊疗费用及劳动防护用品购置不到位等现象(梅良英等，2008)。即使国家已经要求企业为员工购买社会保险，但是社会保险只有救济作用，当外来务工者出现"亚健康"状况时，社会保险无法提供解决方案，以生存和发展为第一要务的企业对于员工的健康往往无暇顾及或无力兼顾(路艳娥等，2011)。而流动人口作为维权主体缺乏防护意识，研究显示流动人口对卫生服务信息权、获得权、选择权、隐私权、保密权和尊重权等权利的保护意识均有待提高(张开宁等，2008)。经济需要使他们明知所从事的工种存在职业危害，也无力要求企业为他们提供卫生服务，高流动性又使其健康监护缺乏连续性(岳经纶等，2014)。因此，若要转变企业被动提供健康服务的状况，就需要具有法定权力与技术能力的监管部门对企业基本卫生服务供给进行监督。

基于上述分析，企业的辅助供给能力重点解决如下问题：首先，基于企业社会责任视角探讨企业在流动人口健康促进中应该承担的义务；其次，引入企业卫生服务作为中介变量，探究将卫生服务纳入企业战略性社会责任，运用卫生服务为流动人口健康改善营造一种支持性环境；最后，在讨论企业社会责任对流动人口健康促进的过程中，将政府监管作为调节变量，思考政府监管是起到促进还是抑制作用。本研究尝试把企业社会责任、卫生服务、政府监管与流动人口健康纳入同一框架进行分析，利用实证分析厘定它们之间的逻辑关系及作用机制，探讨企业与政府如何协同促进流动人口健康。

### 1. 企业社会责任与流动人口健康

职业人群是人类文明与社会财富的创造者，流动人口正是数量巨大的适龄职业人群(刘卓，2018)，维护流动人口这个群体的健康已经成为健康中国战略的硬性要求。2018年"健康企业覆盖率"被列为健康城市评价指标，这标志着保证外来务工者健康在决策层面已经被纳入企业的社会责任。企业具有促进流动人口健康的天然便利性，在企业中开展职业健康促进和预防保健活动，既有利于防止职业疾病，又便于评估外来务工者的整体健康情况(李霜等，2018)。尽管国家已经制定明确的操作规范，但按照理性行动观点，企业社会责任不是毫无怨言的利他主义，企业履行社会责任是基于自身战略性发展的一种现实选择，这种选择必须在产生社会效益的同时又能为企业赢得竞争优势，重视企业社会责任恰恰将使企业建立声誉优势，先于竞争对手获得战略性要素。将健康促进作为企业重要的非技术创新管理过程，对内有利于挖掘员工健康红利，对外有利于企业获得政府政策资源，以承担社会责任为卖点的产品和服务能带来更多的经济利益，这种将企业私利与社会利益统一起来的战略性责任才是企业对可持续发展的体现(Zizek et al.，2016)。已有研究采用混合多属性决策模型探讨企业的员工关怀问题，结果显示企业在实施员工关怀政策方面仍然有35%的提升空间，员工关怀改进顺序为：平等就业机会→良好的劳资关系和福利→培训和教育雇员的责任→健康和安全，健康与安全是员工关怀的最终落脚点，它有助于维持和增加企业在商业环境中的竞争力(Liu et al.，2019)，并使组织获得发展的"合法性"，制度理论学派认为凡是合法性认可高的企业也是经济利益高的企业(王彦斌，2011)。

企业社会责任对流动人口的身心健康具有全面影响。企业社会责任直接影响流动人口生理健康，因为只有对组织发展有战略眼光的企业，才会注重履行社会责任，注重公众的认可和对社会的示范效应，这类企业不会计较对员工健康短期的成本投入，自然会减少安全事故和职业病的发生概率(王彦斌等，2014)。企业通过与第三方合作履行社会责任，比如企业与就业培训协会、卫生志愿服务协会、流动人口社会融合组织组成员工资源中心，这些资源中心通过同伴支持、健康教育和心理辅导等项目为外来务工者提供实际支持，帮助他们进行创伤修复和治疗烟酒成瘾。当劳动者找到内在的资源来定义自己的生活，并从事有意义的活动时有利于其身体疾病的痊愈(Veysey et al.，2005)，企业通过对社区基础设施和商业发展的贡献提高流动人口家庭化迁移的意愿，从而为流动人口健康提供情感支持(Rustinsyah，2016)。企业社会责任还可以间接促进流动人口心理健康，研究发现企业为社会提供高质量的产品和服务，积极投入慈善事业等一系列履行社会责任的行为，将使企业组织获得社会的积极评价，这种积极评价使外来务工者产生组织自豪感，技能开发与培训、平等的发展和晋升机会使其产生满意感，这些积极的情绪体验有利于流动人口的心理健康。同时，企业履行社会责任为员工树立了正面价值榜样，这将引导员工减少抑郁情绪，有利于员工的心灵健康(颜爱民等，2018)。上述研究结论证明履行企业社会责任全面影响流动人口的身心健康,但现有研究缺乏对企业社会责任与流动人口健康的实证分析,本研究将以在生产制造业和服务业工作的流动人口为样本,探究企业社会责任对流动人口健康的影响机理。因此,本研究提出如下假设。

H1:企业履行社会责任的程度越高,越有利于流动人口健康。

### 2. 企业卫生服务的中介作用

一个可持续的包容的经济体取得成功的先决条件是拥有健康的劳动人口,《欧洲2020 发展纲要》强调健康素养普及已经成为企业的一项战略资产,因此欧盟要求企业明确展示员工健康计划,企业社会责任的内部体现就是企业创建一个有利的健康环境刺激劳动者管理自己的健康,主动寻求健康信息,进而形成健康行为(Sorensen et al.,2011)。来自俄罗斯社会创业项目的数据显示,是否具有工作场所的健康促进方案甚至成为企业家精神的体现(Bochkareva et al.,2014)。企业社会责任作为一种自愿承诺,其目标不仅是给予劳动者最低限度的劳动保护,还涉及使劳动者受益于比法律要求更高的健康标准,这种目标只有通过为员工提供各类卫生服务得以实现,而企业卫生服务供给则为衡量企业社会责任提供了具体的绩效工具。

20 世纪 80 年代,美国企业首先意识到与其在员工生病后才做出反应和花费大量金钱,不如在一开始就制订计划来防止员工生病。美国加利福尼亚州的企业通过与医学院合作为员工提供卫生服务,不仅提高了员工的健康水平,而且控制了医疗成本,这种双赢的局面使企业发现对员工健康的持续关注直接影响到企业自身的健康发展(Pelletier et al.,1988)。在健康中国战略中,企业的卫生服务供给活动被称为健康企业建设,对于流动人口来讲,即企业通过组织管理、环境建设及健康活动为外来务工者提供卫生服务。在组织管理方面,企业将务工者的健康融入企业决策,在管理中制订专门的健康促进计划,比如通过健康素养计划提高流动人口利用卫生服务的主动性,进而改善个体健康结果。在环境建设方面,企业营造有利于员工健康的自然环境和人文环境,公共场所落实无烟无尘,垃圾日产日清,毒害物质定期检测,食堂膳食结构合理,同时给职工提供锻炼和阅读场所等健康帮扶措施。在健康活动方面,将职业病防治作为卫生服务供给的首要任务,关注职业紧张、劳动工效学以及职业性慢性疾病。个体健康是包含生理、心理及心灵等多个方面的全人健康(张劲柏等,2018),因此除了职业病防治活动,企业通过为员工提供人体工程学培训、慢性病保健、健身中心、健康体检、保健按摩、营养配餐、女员工孕期保健、心理咨询等各类卫生服务促进其全人健康(美通社,2019)。同时,企业卫生服务供给需要资源支持,除了专项资金及健身设施的匹配以外,还需要配备专业人员，职业医生与管理层合作可以有效降低健康风险(Sugita et al.，2016)，因此在执行企业健康计划时，需要配备专业的医生护士作为健康协调员参与企业健康决策并指导健康活动。基于上述分析，企业对外部利益相关者的责任以对员工责任为前提，全面履行社会责任的企业自然会提升内部卫生服务供给，企业卫生服务供给能力的提升可以改善流动人口健康，因此本研究提出如下假设。

H2：企业履行社会责任会提升企业卫生服务供给能力。

H3：企业卫生服务供给有利于流动人口健康。

H4：企业卫生服务在企业社会责任与流动人口健康中具有中介作用。

### 3. 政府监管的调节效应

以企业社会责任为基础的健康促进模式可以使流动人口健康受益，开放式访谈显示企业负责人也认为企业不是单纯追求利润的组织，它有义务保证务工者健康，而现实却是流动人口受到传染病、居住拥挤和保健服务匮乏的困扰(Ortega et al.，2016)。企业虽然已经有对履行社会责任的共识，但2019年中国企业300强社会责任发展指数为32.7分，约有五成企业的发展指数低于20分(黄群慧等，2019)，因为没有评价职业健康信息的标准会计方法致使企业社会责任报告披露不仅质量差而且信息单一。来自对20位企业经理的访谈显示企业社会责任报告主要关注安全绩效指标，例如每年的工伤人数，但缺少对员工整体健康计划的披露(Dixon et al.，2019)。国外研究呈现同样的研究结果，加拿大学者对本土企业社会责任报告的内容分析显示领导者公司与普通公司存在共同的特点，那就是重点关注的都是被监管的问题，如安全生产指标，而工作环境及员工心理健康问题并未进入企业社会责任报告(Searcy et al.，2016)，这说明比起对务工者的长期健康维护，企业更注重短期安全问题。在这种情况下，行业协会背负起监管企业履行健康责任的希望，但以第三方协会为代表的非政府组织对企业社会责任不仅无法监管，甚至会串谋包庇。马来西亚对于服装制造企业的研究显示，比起媒体对于外来务工者健康权益被侵犯的各种报道，协会却没有一例关于企业违规的报告(Crinis，2010)。既然企业自身没有监管动力，第三方协会没有监管能力，那么政府就有义务成为阻碍企业践行社会责任的反作用力。

上述现象说明需要外在力量监管企业对流动人口健康的责任，流动人口的健康问题应该被正式且明确地纳入政府监管中，尤其是要在法律层面明确监管主体、内容和标准，目前通行标准为SA8000( Social Accountability 8000)及ISO 26000 ( International Standard Organization 26000)。企业社会责任监管被上升为法律已经成为一种世界性趋势，丹麦和英国已经出台企业社会责任的法律，明确企业需要履行四种卫生服务供给责任：一是制定职业健康和安全计划；二是公布受伤、职业病、旷工和与工作有关的死亡总数；三是执行教育、培训、咨询、预防和风险控制计划来帮助劳动者及其家人；四是工会代表劳动者与企业签订正式的健康和安全协议(Jun，2010)。2016 年新修订的《中华人民共和国职业病防治法》明确规定了卫生行政部门、安全生产监督管理部门的监管作用，卫生部颁布的《职业健康监护管理办法》中指出职业健康监管主要包括上岗前、在岗期间、离岗时、离岗后医学随访和应急健康检查以及职业健康监护档案管理等(晏月平，郑依然，2019)。总之，企业社会责任的实现既然受到内部因素的限制，那么就需要政府监管推动企业履行责任，保证务工者的底线健康。

虽然政府监管可以要求企业履行最低程度的健康责任，但是监管只是政府管理的方法之一，政府管理既包括强制性监管也包括支持性举措(Knudsen，2018)，政府监管只是对国家各项有关法律法规的执行，制度环境要由规制、经济、信息、合作等多种工具构成。当监管强度较高时，流动人口的基本劳动权益的确能够得到保证，工伤和职业侵害案件也可以及时得到处理，但企业社会责任是业务驱动，而且是严格自愿的(Mihn，2015)，政府监管只是执行国家规定的最低标准。政府监管的强度过高将提升流动人口对企业社会责任及供给卫生服务的预期，如果企业提供的卫生服务没有达到预期，流动人口就会对企业卫生服务产生负面评价。在强度较高的政府监管下，流动人口对企业社会责任形成新的认知框架，进而忽视企业社会责任及卫生服务供给对个人健康的贡献，企业社会责任及卫生服务供给与个人健康的正向关系会被减弱。在政府监管相对弱化的时段，企业履行社会责任和供给卫生服务的压力变小，流动人口对于企业卫生服务供给的期望值降低，反而会对企业社会责任和卫生服务供给工作给予较高的评价，因此会加强企业社会责任及卫生服务供给对个人健康的正向关系。基于以上分析提出以下假设。

H5：政府监管有利于流动人口健康。

H6：政府监管负面调节企业社会责任对流动人口健康的影响。即当政府监管强度提升时，企业社会责任对流动人口健康的正面影响减弱。

H7：政府监管负面调节企业卫生服务对流动人口健康的影响。即当政府监管强度提升时，企业卫生服务对流动人口健康的正面影响减弱。

综上，本研究的理论研究模型如图 4-1 所示。

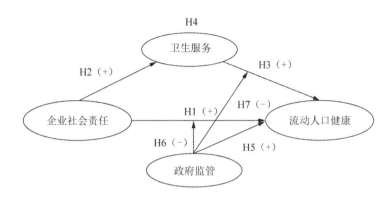

图 4-1　企业社会责任与流动人口健康模型

## (二)研究数据来源与变量测量

### 1. 数据来源

研究数据来源于浙江省，之所以选择浙江省作为调查区域，是因为浙江省是我国第二大人口流入省份，同时也是轻工类企业聚集的省份。调查区域选择中国浙江省杭州市、宁波市、温州市三个具有代表性的国内移民聚居城市，为了提高问卷的信度与效度，正式调查前在温州市双屿工业园区进行预测试，根据探索性因子分析结果对问项进行修订，在修订的基础上于 2020 年 6 月开展大规模调查。本次问卷调查的时间是 2020 年 6—7 月，以浙江省 2017 年全员流动人口年报数据为基本抽样框，采取 PPS 方法进行抽样，在杭州市、宁波市及温州市三地抽取外来务工者占比超过 70% 的 3 个工业园区，其次在每个样本区中随机抽取 3 家企业，然后在每家选定的企业，调查人员根据性别、年龄和流动时间选择 20~40 名流动人口，目标总体为在调查前一年来本地居住、非本区(县、市)户口且年龄在 18 周岁以上的流入人口。本次调查通过线上线下两种渠道共发放问卷 560 份，回收有效问卷 553 份，有效率为 98.7%，参与者填写自我报告的调查表之前已被告知他们的参与是完全匿名和自愿的。

### 2. 变量测量

(1) 企业社会责任。流动人口对企业社会责任的认知更为直接，因此本研究选择员工感知企业社会责任作为测量变量。何显富根据 Turker42 项企业社会责任量表开发了适合中国国情的员工感知社会责任量表，并对量表进行了两次效度检测，运用探索性因子分析确定了中国企业社会责任的因子结构，运用验证性因子分析确定问卷问题与潜在变量之间是否具有稳定关系，最终得到 5 个潜在变量和 20 个问题。5 个变量分别为员工责任、产品责任、诚信责任、公益责任、环境责任，进而形成适应中国国情的员工感知企业社会责任量表(何显富，2011)。本研究将 20 个题目按照 5 个维度合并为 7 个问题，所有的测量条目采用 Likert 五级量表，5 代表非常同意，1 代表完全不同意。

(2) 流动人口健康。因变量通过自评健康、生理健康和心理健康 3 项指标考察流动人口的健康状况。自评健康采用美国的健康调查简表(SF-36)的简化版(Singh et al.，2006)，主要测量被调查者自我健康总体评价及与周围人进行比较后对自我健康的评价，采用 Likert 五级量表。生理健康采用患者健康问卷躯体症状量表(PHQ-15)简化版进行测量，其中文版在中国人群中具有较好的信效度(Zhang et al.，2016)，量表包括头痛、胸痛、关节痛的判定，采用 Likert 五级量表测量这三类疼痛症状的严重程度；心理健康采用 Hopkins Symptoms Check List(HSCL)量表的简化版，量表主要测量焦虑和抑郁的情况，得分越高表明精神健康状况越差(Nettelbladt et al.，1993)，本研究采用 Likert 五级量表衡量躯体化焦虑及抑郁严重程度。

(3) 企业卫生服务。根据《健康中国行动(2019—2030 年)》，卫生健康委员会联合其他六部委印发《关于开展健康企业建设的通知》。根据该通知卫生健康委员会 2019 年印发了《健康企业建设规范(试行)》，企业卫生服务供给需要完成落实四类目标：一是结合企业行业性质及作业内容制定与务工者健康需求相关的制度，尤其是传染病应急预案；二是为务工者提供整洁环保及设施完善的工作环境；三是配备专业的职业健康维护人员和设备，根据岗位不同实施分类健康指导；四是定期开展健康保健活动，具体包括安全教育、健康素养、心理咨询、文体活动等。本研究根据《健康企业建设规范(试行)》设置 6 个问项评价企业为外来务工者提供卫生服务的情况，所有问项采用 Likert 五级量表，5 代表非常同意，1 代表非常不同意。

(4) 政府监管。国家安全生产监督管理局的职业健康管理职责已被并入卫生健康委员会，卫生健康委员会负责全国职业病防治的监督管理工作，卫生健康委员会职业健康司对流动人口健康工作做出明确规定，未来的工作重点包括务工人员在工作场所和工作过程中的身体伤害能够得到预防与控制，以及健康受损后的救济措施执行。本研究根据卫生健康委员会职业健康司的指导意见从企业劳动强度、职业病和工伤事故监管、劳动合同监管、购买工伤保险监管、职业安全健康培训监管、工伤赔偿与救治落实情况监管六个维度提取调查问题，问题采用 Likert 五级量表，5 代表非常同意，1 代表非常不同意。

此外，本研究还把经济收入、流动时间、居留意愿和融入意愿作为控制变量。经济地位越高的流动人口越具备获得卫生服务的资本优势，流动时间直接决定员工身心健康的消耗程度，居留意愿与融入意愿体现流动人口市民化的主动程度，进而影响其利用企业卫生服务的主动性，从而影响健康结果。

### 3. 量表信效度检验

本研究应用 SPSS 21.0 及 Amos 22.0 软件对量表进行检验，探索性因子分析结果显示，量表的 KMO 值为 0.943，Bartlett 的球形度检验值为 8140.757，显著性 $P$ 值为 0.00，因此适合做因子分析。采取主成分分析法，抽取特征值大于 1 的因子，结果共提取出 4 个公因子，旋转累计平方和是 67.294%，大于 60%。通过正交旋转法旋转后，可将 24 个问题归为 4 类因子且每个项目的负荷均高于 0.5，说明提取的 4 个因子所包含的信息较全面，且未出现双重因子负荷均高的情况，各观测变量按照理论预设聚合到各维度下，研究量表具有良好的建构效度。验证性因子分析模型适配结果显示的 $\chi^2/df = 1.862 < 3$，符合判断标准，GFI=0.935，AGFI=0.921，NFI=0.945，TLI=0.970，CFI=0.973，均大于 0.9，RMSEA =0.04<0.08，达到通用标准，说明模型拟合效果较好。每个问题的标准化因子载荷均大于 0.5，说明每个问题都可以很好地解释其所在的维度。组合信度(CR)是模型内在质量的判别准则之一，反映了每个潜在变量中所有问题是否一致性地解释该潜在变量。组合信度 CR 大于 0.7，说明每个潜在变量中的所有问题都可以一致性地解释该潜在变量。AVE 值是平均方差萃取量，各维度的 AVE 值均大于标准水平 0.5 以上，说明量表有很好的聚敛效度，$\alpha$ 值大于 0.7，说明量表的信度符合要求，其内部一致性较高，如表 4-1 所示。

表 4-1　量表验证性因子分析和信度分析结果

| 变量 | 测量题目 | 标准载荷 | CR | AVE | $\alpha$ 值 |
|---|---|---|---|---|---|
| 企业社会责任 | 待遇合理及员工参与管理 | 0.771 | 0.913 | 0.600 | 0.913 |
| | 实行灵活政策鼓励员工职业发展 | 0.792 | | | |
| | 管理决策公平且员工具有平等机会 | 0.751 | | | |
| | 产品符合国内外标准及客户口碑 | 0.778 | | | |
| | 企业行为合法且避免不正当竞争 | 0.780 | | | |
| | 企业支持公益活动 | 0.767 | | | |
| | 企业采取措施减少环境污染 | 0.784 | | | |

续表

| 变量 | 测量题目 | 标准载荷 | CR | AVE | $\alpha$值 |
|---|---|---|---|---|---|
| 企业卫生服务 | 健康规划及健康规章制度 | 0.809 | 0.891 | 0.579 | 0.891 |
| | 企业卫生环境建设 | 0.759 | | | |
| | 卫生室及卫生人员配置 | 0.673 | | | |
| | 职业安全和职业防护教育 | 0.859 | | | |
| | 健康素养教育 | 0.757 | | | |
| | 开展健康活动 | 0.693 | | | |
| 政府监管 | 监管劳动强度、职业病和工伤事故 | 0.834 | 0.890 | 0.619 | 0.889 |
| | 监管企业签订正规劳动合同 | 0.777 | | | |
| | 监管企业为员工购买工伤保险 | 0.703 | | | |
| | 监管企业职业安全健康培训 | 0.789 | | | |
| | 监管工伤赔偿待遇落实 | 0.822 | | | |
| 流动人口健康 | 自我健康的总体评价 | 0.804 | 0.906 | 0.619 | 0.906 |
| | 健康与周围群体比较 | 0.774 | | | |
| | 头痛；胃痛；腰痛；肌肉酸痛 | 0.698 | | | |
| | 精力下降；行动缓慢；身体恢复 | 0.772 | | | |
| | 感到不能控制情绪 | 0.803 | | | |
| | 感到孤独苦闷及睡眠质量 | 0.859 | | | |

### 4. 描述性分析与相关性分析

描述性统计结果显示，企业社会责任均值为 3.17，企业卫生服务均值为 3.19，政府监管均值为 3.20，流动人口健康均值为 3.13，这说明流动人口对主要变量的评价为一般水平，尚有改善空间。控制变量显示流动人口经济收入均值为 5.12，按照问卷问题设计，这说明流动人口月收入多在 5000～6000 元，流动时间均值为 1.80 说明流动人口的流动时间多为 2～3 年，居留意愿与融入意愿均值较高说明流动人口市民化意愿较强，这与 2017 年流动人口动态监测数据统计结果一致。相关性分析结果显示控制变量中经济收入(0.239**)和流动时间(0.167**)对流动人口健康有显著的影响关系，居留意愿与融入意愿对流动人口健康均不存在相关性，而企业社会责任(0.592**)、企业卫生服务(0.477**)和政府监管(0.288**)均与流动人口健康有显著的正相关，如表 4-2 所示。

表 4-2　描述性统计与变量相关性分析

| 变量 | 均值 | 标准差 | 1 | 2 | 3 | 4 | 5 | 6 | 7 | 8 |
|---|---|---|---|---|---|---|---|---|---|---|
| 经济收入 | 5.12 | 1.216 | 1 | | | | | | | |
| 流动时间 | 1.80 | 0.900 | 0.257** | 1 | | | | | | |
| 居留意愿 | 3.86 | 0.842 | -0.056 | -0.028 | 1 | | | | | |
| 融入意愿 | 3.78 | 0.838 | -0.003 | 0.002 | 0.016 | 1 | | | | |
| 企业社会责任 | 3.17 | 0.859 | 0.091* | 0.067 | -0.039 | 0.011 | 1 | | | |
| 企业卫生服务 | 3.19 | 0.834 | 0.152** | 0.091* | -0.005 | 0.006 | 0.581** | 1 | | |
| 政府监管 | 3.20 | 0.942 | 0.018 | 0.058 | -0.026 | -0.024 | 0.337** | 0.201** | 1 | |
| 流动人口健康 | 3.13 | 0.933 | 0.239** | 0.167** | -0.006 | 0.008 | 0.592** | 0.477** | 0.288** | 1 |

注：**、*分别表示在 1%、5%和 10%的统计水平上显著。

## (三)企业卫生服务的中介检验

本研究采用 Amos22.0 软件构建标准化路径检验，利用 Bootstrap 对中介效应进行检验。模型适配结果显示的 $\chi^2/df=1.754$，符合判断标准，GFI=0.952，AGFI=0.939，NFI=0.960，TLI=0.980，CFI=0.982，均大于 0.9，RMSEA=0.037<0.08，结构方程模型拟合效果较好。在后续的假设检验中，共线性检验显示变量的膨胀因子不高于 5，证明变量之间不存在共线性问题，同时进行了共同方差偏差检验，通过 Harman 单因子模型判断初始特征值中第一个成分的解释率为 39.357%，不高于 50%证明变量之间不存在共同方差偏差的问题。路径分析结果显示企业社会责任对流动人口健康有显著的正面影响，系数为 0.514(P=0.000)，故假设 H1 成立。企业社会责任对企业卫生服务有显著的正面影响，系数为 0.644(P=0.000)，故假设 H2 成立。企业卫生服务对流动人口健康有显著的正面影响，系数为 0.192(P=0.000)，故假设 H3 成立，如表 4-3 所示。以 Bootstrap 法进行中介效应检验，重复 5000 次样本，计算 95%的可信区间，从结果可知，企业社会责任对流动人口健康的总效应量为 0.6430，95%置信区间[0.5697-0.7163]不包含 0，说明总效应成立。直接效应量为 0.5164，95%置信区间[0.4282-0.6046]不包含 0，说明直接效应成立。间接效应量为 0.1266，95%置信区间[0.0642-0.1959]不包含 0，说明间接效应成立，故假设 H4 成立，中介效应为部分中介，如表 4-4 所示。

表4-3　假设验证结果

| 假设条目 | 标准化系数 | 残差误 | T 值 | 显著性 | 假设验证 |
|---|---|---|---|---|---|
| H₁：企业履行社会责任的程度越高，越有利于流动人口健康 | 0.514 | 0.066 | 9.051 | *** | 成立 |
| H₂：企业履行社会责任会促进卫生服务能力的提升 | 0.644 | 0.052 | 13.466 | *** | 成立 |
| H₃：企业卫生服务能力的提升有利于流动人口健康 | 0.192 | 0.056 | 3.649 | *** | 成立 |

表4-4　Bootstrap 法中介效应检验结果

| 路径 | 效应 | 效应量 | S.E. | P | LLCI | ULCI |
|---|---|---|---|---|---|---|
| 企业社会责任→企业卫生服务→流动人口健康 | 总效应 | 0.6430 | 0.0373 | 0.000 | 0.5697 | 0.7163 |
| | 直接效应 | 0.5164 | 0.0449 | 0.000 | 0.4282 | 0.6046 |
| | 中介效应 | 0.1266 | 0.3400 | 0.000 | 0.0642 | 0.1959 |

### (四)政府监管的调节效应检验

调节效应的检验利用多元层级回归完成，根据理论假设建立两个多元回归模型检验调节效应。第一个模型是引入控制变量、自变量和调节变量，由于调节变量的作用较为敏感，所以防止伪回归的出现需要对自变量、调节变量以及交互项进行控制，该模型用于检验自变量和调节变量是否会影响因变量，进而确定模型的解释能力。第二个模型是在引入控制变量、自变量、调节变量的基础上加入自变量和调节变量交互项，如果交互项的回归系数显著且 $R^2$ 提高，就说明调节变量有显著的调节作用(调节效应检验数据均经过中心化处理)。

模型1以控制变量、企业社会责任和政府监管为自变量及流动人口健康为因变量建立多元回归模型。模型2是在引入控制变量、自变量、调节变量的基础上加入自变量和调节变量交互项，如表4-5所示。模型1中企业社会责任(0.539**)和政府监管(0.099*)对流动人口健康均有显著的正面影响，故假设H5成立。模型2中自变量与调节变量的交互项(-0.035)对流动人口健康没有显著的影响，说明政府监管在企业社会责任和流动人口健康的影响关系上没有起到明显的调节效应，故假设H6不成立。高低调节效应在斜率图中没有显著的差异，说明政府监管对企业社会责任与流动人口健康的调节效应不明显。

表 4-5　政府监管调节效应检验结果

| 变量 | 流动人口健康 | | | |
|---|---|---|---|---|
| | 模型 1 | 模型 2 | 模型 3 | 模型 4 |
| 经济收入 | $0.169^{**}$ | $0.167^{**}$ | $0.154^{**}$ | $0.147^{**}$ |
| 流动时间 | $0.083^{*}$ | $0.081^{*}$ | $0.079^{*}$ | $0.086^{*}$ |
| 居留意愿 | 0.029 | 0.029 | 0.012 | 0.019 |
| 融入意愿 | 0.005 | 0.007 | 0.011 | 0.018 |
| 企业社会责任中心化 | $0.539^{**}$ | $0.523^{**}$ | | |
| 企业卫生服务中心化 | | | $0.406^{**}$ | $0.359^{**}$ |
| 政府监管中心化 | $0.099^{*}$ | $0.101^{*}$ | $0.199^{**}$ | $0.203^{**}$ |
| 企业社会责任中心化×政府监管中心化 | | -0.035 | | |
| 企业卫生服务中心化×政府监管中心化 | | | | $-0.127^{**}$ |
| $R^2$ | 0.401 | 0.402 | 0.301 | 0.315 |
| $\Delta R^2$ | 0.395 | 0.001 | 0.293 | 0.014 |
| F | $61.005^{**}$ | $52.404^{**}$ | $39.151^{**}$ | $35.748^{**}$ |

注：**、*分别表示在 1%、5% 和 10% 的统计水平上显著。

模型 3 以控制变量、企业卫生服务和政府监管为自变量，以流动人口健康为因变量建立多元回归模型。模型 4 是在引入控制变量、自变量、调节变量的基础上加入自变量和调节变量交互项。模型 3 中企业卫生服务($0.406^{**}$)和政府监管($0.199^{**}$)对流动人口健康均有显著的正面影响。模型 4 中自变量与调节变量的交互项($-0.127^{**}$)对流动人口健康有显著的负面影响，且模型 3 的 $R^2$ 是 0.301，模型 4 的 $R^2$ 是 0.315，模型解释能力增强。政府监管在企业卫生服务和流动人口健康的影响关系上起到明显的负面调节效应，故假设 H7 成立，即当政府监管强度提升时，企业卫生服务对流动人口健康的正面影响减弱。政府监管呈现负面调节效应，斜率图显示在较高政府监管情境下，企业卫生服务与流动人口健康的正相关关系小于较低的政府监管情境，这说明政府监管减弱了企业卫生服务与流动人口健康的正面关系。

## (五)企业卫生服务供给路径与政府引导策略

### 1. 研究结论

本研究以企业社会责任理论为基础，实证检验了企业社会责任与流动人口健康的关系。研究结果包括以下几项发现。

(1) 企业社会责任与流动人口健康有显著的正相关关系,即企业承担社会责任能够提升流动人口的身心健康。

(2) 卫生服务在企业社会责任与流动人口健康中发挥中介作用,企业通过健康制度、健康环境及健康活动等卫生服务来促进流动人口健康。

(3) 政府监管对流动人口健康具有促进作用,但政府监管对企业社会责任与流动人口健康的关系并未产生调节作用,原因在于:一方面,企业社会责任是一种主动选择,外部监管的影响有限;另一方面,本研究政府监管变量中仅涉及员工责任监管,缺少产品、消费者、环境方面的监管测量。政府监管对企业卫生服务与流动人口健康的关系具有负面调节作用说明政府管理工具在企业卫生服务与流动人口健康的关系中发挥着不同作用,监管只是政策工具之一,政府管理若要发挥正面调节作用,则需要使用复合型政策工具,比如应用支持性举措引导企业卫生服务供给。

本研究的理论贡献主要体现在:首先,本研究从工作场所入手研究企业在流动人口健康促进中的作用,丰富了企业社会责任对流动人口健康的研究。目前中国健康企业建设仅限于根据健康中国战略给出的理论框架,本研究为国家推行"健康企业"建设提供了实证依据。其次,本研究建构了企业社会责任与流动人口健康的理论模型,不仅探讨了企业社会责任对健康的直接影响,而且验证了李霜与李涛的企业卫生服务供给框架对流动人口健康的影响。企业卫生服务是指在履行职业病防治的法定义务的基础上,营造良好的健康环境和文化氛围,提升务工者健康获得感。排除法定责任,企业卫生服务供给本质上是企业基于战略发展需要的一种主动设计,因此政府监管对其促进作用极其有限,政府监管的负面调节作用印证了这一点。最后,本研究回应了 Quazi 和 O'Brien 提出的企业是利润最大化的经济实体还是社会服务多元化实体这个争议(Quazi,O'Brien,2000)。企业社会责任具有二维属性,社会经济水平越高,企业越是需要作为一个多维实体而存在,单一经济驱动的企业只存在于粗放型经济发展阶段。在全民健康与全民小康双重背景下,企业需要承担促进外来务工人员健康的相应责任。

### 2. 企业供给路径

此外,本研究的研究成果对于促进流动人口身心健康还有一定的实践启示,主要表现在以下几方面。

一是在发展理念上,企业决策层应该明确以员工健康责任作为企业社会责任的核心。将企业社会责任融入企业发展战略才是提高企业综合竞争力的正道,对于员工健康服务的投入不是企业的负担,外来务工人员的健康是企业最重要的战略资产。健康的员工才能保证企业提供优质的产品和服务，才能获得政府、供应商、消费者及社区等利益相关者的正面评价，实现企业的可持续发展。同时，企业需要定期对外发布企业社会责任报告，公布健康责任的具体履行状况，接受政府、公众和媒体的监督。

二是在履行责任的过程中，卫生服务供给是促进外来务工人员健康的着力点。

参照世界卫生组织健康场所促进计划框架，企业卫生服务供给内容不再是仅仅解决职业健康问题，而是针对务工者身心健康维护的复合服务体系，具体措施包括：一是职业病防治工作，针对工作场所存在的职业病危害因素，通过改进技术工艺和劳动安全规范进行综合干预；二是定期将职业病危害因素检测结果进行公示；三是打造健康环境，在厂区内全面禁烟，食堂膳食结构合理，保证洗手间设施完善及清洁达标，为外来务工者配备急救医疗用品和药物，定期组织体检；四是开展健康活动，为务工者提供职业健康与健康素养教育，定期组织员工开展阅读、跑步、爬山、球类、游泳等文体活动。

### 3. 政府引导策略

在政府管理中，政府需要依托强制性监管与支持性举措发挥不同引导作用。在流动人口健康的底线维护方面，政府监管聚焦于如何落实卫生健康委员会"三有一加强"政策，要求企业开展职业健康培训，比如就业技能培训、劳动保护培训；要有劳动合同，督促用人单位与外来务工者依法签订正式合同，依法规范劳务派遣用工行为；要有工伤保险，实现外来务工者全部参加工伤保险，同时加强监察和救治救济力度，保证有诉必应。政府监管在企业卫生服务与流动人口健康结果之间发挥负面调节作用说明政府监管不是万能药，法规制度不是唯一的政策工具。政府虽然可以进行底线管制，但是健康促进不是企业的法定义务，当政府监管变弱以后，流动人口健康对企业卫生服务的依赖就会增强。要调动企业卫生服务供给的积极性绝不能仅仅依赖监管，政府还需要利用经济杠杆和政策杠杆激励企业履行健康促进的责任，卫生管理部门给予健康促进较好的企业相应的政策与资源倾斜，还可以根据职业安全健康管理评级，降低其工伤保险费用，使其得到经济实惠。

# 三、流动人口卫生服务协同供给补充能力——志愿供给

## (一)卫生志愿服务参与意愿影响因素模型

2019 年全球国际移民人数达到 2.72 亿，自 2010 年以来增加了 5100 万(联合国经济

和社会事务部)。在过去的 30 年中，中国也出现了人口流动热潮。国家卫生健康委员会发布的《中国流动人口发展报告 2018》数据显示，中国流动人口 2017 年达 2.44 亿，与国际移民类似，经济因素也是中国流动人口产生的根本原因(Yang et al.，2009)。居住隔离、环保不达标的工作环境、居住地社会歧视等原因造成了移民的身心健康问题(Zhang et al.，2009)，所以移民的健康成为国际公共卫生关注的焦点问题(Heide et al.，2015)。美国第一代亚裔移民身体健康状况与非移民相比较差(Lam et al.，2012)，美国的柬埔寨难民有高比例的精神障碍(Takeuchi et al.，2007)，欧洲国家移民的抑郁症风险相比于本地人口增加了 1.6 倍(Ladin et al.，2013)。这种差距的直接原因就是移民在卫生服务利用上遭到了不平等的对待(Wang et al.，2018)，与美国出生的同龄人相比，无证件的拉丁美洲移民医疗保健服务利用率低(Ortega et al.，2007)，同时无证移民被明确排除在医疗补助之外(Sommers，2013)。虽然中国的流动人口和国际移民所处地域不同，但是同样面临着类似的健康和卫生服务利用问题。中国的流动人口与国际移民类似，同样受到居住工作环境与社会歧视等因素对其健康造成的威胁，相较于其他中国社会群体，流动人口不仅面临较差的生活环境，而且该群体健康素养较低(Y. P. Zhu et al.，2014)。卫生服务本应是改善流动人口健康状况的主要解决途径，但是在卫生服务利用方面，流动人口卫生服务的享用比例远远少于本地有户籍的人口。2017 年中国卫生健康委员会流动人口服务中心对苏州市、青岛市、郑州市、广州市、长沙市、重庆市、西双版纳傣族自治州及乌鲁木齐市的 13 998 名流动人口与 14 000 名户籍人口进行了健康、卫生服务及流行性疾病影响因素的调查，结果显示流动人口在基本卫生享用上全面弱于户籍人口。除了卫生服务享用比例低以外，因为受中国特有的户籍制度制约，流动人口的医疗保险无法进行灵活的异地结算(Zhao et al.，2014)。产生这种差距的原因在于流动人口向经济相对发达的东部地区聚集，东部地区的医疗卫生资源服务无法满足大量涌入的流动人口的健康需求(Cai et al.，2019)。这就需要发挥第三方的补充作用，卫生志愿服务不仅能够充分动员和有效利用各种社会资源，而且能够弥补政府供给能力的不足(Salamon，1999)，满足流动人口的健康需求。

志愿服务是公民基于道义、爱心和责任，利用自己的时间、技能、资源为他人、社区和社会提供的一种公益性服务。它最早起源于 19 世纪初期宗教性质的慈善服务，第二次世界大战后志愿服务被看作公民参与的重要途径，其发展程度也成为"公民社会"完善程度的标志之一(Mu，2005)。志愿服务的本质是每个公民为促进社会发展所应承担的责任和义务，卫生志愿服务正是这种责任和义务在医疗卫生领域的体现。自《阿拉木

《图宣言》签署以来(Akintola，2011)，卫生志愿服务已经在各个卫生领域得以应用，例如维持老年人的健康(Tang，2009)，运用求助热线提供心理健康支持(Sundram et al.，2018)，专门的儿科姑息治疗(Burbeck et al.，2015)及提供救护车服务等(B. Xu，2008)。中国志愿服务还在起步状态，服务领域也在不断拓展，流动人口作为健康弱势人群尤其需要卫生志愿服务的供给，因此中国作为世界上流动人口数量最多的国家，卫生志愿服务拥有巨大的潜力。既然志愿服务的主体是人，那么激发卫生志愿服务潜力的首要问题就是能够调动个人参与卫生志愿服务的积极性，这将直接影响流动人口卫生服务供给的数量与质量。

在本研究中，我们主要探究这些问题：如何调动具有医学教育背景的个人参与卫生志愿服务的积极性？哪些因素会影响他们参与到卫生志愿服务当中？个体行为决策理论为问题研究提供了参考，该理论认为行为意向是行为决策的前因变量，即个体是否采取某种行为取决于行为主体的意愿。所以，本研究以具有医学教育背景和工作背景的个体作为研究对象，利用行为决策中的 TPB 研究他们参与流动人口卫生服务的意愿，TPB是计划行为理论的简称，它是对理性行动理论(TRA)的拓展(Beck et al.，1991；Fishbein，2005)，该理论阐述了态度、主观规范和知觉行为控制三个要素影响个体的行为意愿(Duan et al.，2008)，这种理论在体育锻炼、垃圾分类、求职、消费购买意愿、旅游志愿服务等多个领域都得到了运用(Akman et al.，2014；Hobbs et al.，2008；Witzling et al.，2015)，本研究应用这个成熟模型分析卫生志愿服务的影响因素。同时，个体行为的意愿取决于内在动机和外部环境两个因素(Marsden et al.，2015)，除了 TPB 的三个要素以外，本研究还提取了利他价值观、人格特质及社会激励三个要素。志愿服务作为一种没有经济利益的自发性行为，需要考察利他价值观对参与意愿的影响。不同人格特质影响个体的行为倾向，本研究基于 DISC 理论，从支配型、影响型、稳健型、谨慎型四个维度来评价人格特质对于参与意愿的影响。外部激励环境对个体行为具有引导作用，本研究将探讨物质激励及精神激励因素对个体参与意愿的影响。总之，这项研究可以让我们明确个体参与意愿的影响因素，通过提出相应的对策促使更多的人参与到卫生志愿服务中来，既有利于解决中国流动人口的健康问题，也为解决国际移民卫生健康问题提供参考。

志愿服务不仅是一种有益于社会的行为，而且可以改善志愿者的幸福感、生活满意度、自尊、身体健康，甚至减少抑郁的产生(Thoits et al.，2001)。因此调动个体参与志愿服务的积极性不仅利他，而且利己。卫生志愿服务参与意愿是个体心理与社会环境内外交互作用的结果。个体心理过程被划分为认知、情感与意愿三个阶段(Escalas.J.E，

2007)，计划行为要素、人格特质及利他价值观分别作用于个体心理的三个阶段。认知阶段是信息的搜集阶段，会受到奉献意识、人格特质等因素的影响。情感阶段是对志愿服务产生积极或消极情绪反应的阶段，会受到利他价值观、态度等因素的影响。意愿阶段是对志愿服务遇到的各种障碍进行分析的阶段，会受到主观规范、知觉行为控制等因素的影响。社会激励则是影响个体心理的环境因素，外部的精神激励和物质激励对卫生志愿服务产生调节作用。物质支持免除了志愿者对于成本的顾虑，社会对于卫生志愿服务价值的肯定成为志愿者持续提供服务的精神动力。

（1）计划行为理论。Fishbein 和 Ajzen 于 1975 年提出理性行为理论，在理性行为理论的基础上进一步提出计划行为理论，该理论认为行为意向受到行为主体的态度、主观规范与知觉行为控制三个因素的影响(I. Ajzen，et al.，M.J.，1986)。态度是指个体对于某个客观对象表现出的稳定喜好。主观规范是指个体在决定是否采取某种行为时感受到的压力。知觉行为控制是个体对于完成某种行为的难易程度的感知。学术界针对计划行为理论与志愿服务的研究大致包括两个方面。一方面是验证该理论在揭示志愿服务行为意愿方面的有效性。一项来自澳大利亚 81 名老年志愿者的前瞻性研究比较了 I. Ajzen(1988)的计划行为理论与 E. G. Clary 和 M. Snyder(1991)的志愿服务功能量表的预测效用，回归分析显示计划行为理论的效用更强(Greenslade et al.，2005)。计划行为理论对卫生志愿服务参与意愿同样有效，比如计划行为变量对护士向 SARS 患者提供志愿服务的意愿有显著解释作用(Tiraieyari et al.，2018)。同时，计划行为理论被用来预测学生参加社区志愿服务的意愿，结果表明态度、主观规范、知觉控制、道德义务、过去的行为解释了 67%的意愿差异(Hyde et al.，2013；Lee，2017；Ling et al.，2016)。另一方面的研究是在计划行为理论模型的基础上寻求新的解释变量。当志愿者功能量表与计划行为理论相结合时，多元回归分析发现，除了态度、主观规范和知觉行为控制要素以外，自我实现也可以预测志愿服务行为(Brayley et al.，2015)。一项针对意大利 230 名志愿者的纵向研究以计划行为理论和角色认同为分析框架，结果显示角色认同在态度、主观规范与行为之间发挥完全中介作用(Marta et al.，2014)。一项针对科学志愿服务参与意愿的研究中采用了拓展计划行为模型，结果显示除了计划行为理论以外，满意度是志愿服务持续性的唯一决定因素(Kao et al.，2019)。总之，TPB 及其扩展模型为理解卫生志愿服务参与意愿提供了一个合适的框架，个体的参与意愿会受到态度、主观规范与知觉行为控制三个因素影响。具体来说，当个体对卫生志愿服务有积极态度时，其会表现出积极的参与意愿。当参与行为与个人规范及群体规范契合时，他会表现出更高的参与倾向。

当感知到提供服务较为困难时，其参与意愿会减弱。反之，则意愿增强。故而，本研究提出如下假设。

H1：态度影响个体卫生服务参与意愿。

H2：主观规范影响个体卫生服务参与意愿。

H3：知觉行为控制影响个体卫生服务参与意愿。

（2）利他价值观。利他价值观是价值观体系中的重要组成部分(Stern，1999)，拥有利他价值观的人会为他人及社会考虑，认为参与卫生志愿服务不仅能帮助他人，而且能够促进社会和谐发展。一项对澳大利亚 14 个非营利组织的调查显示价值观一致性和利他动机对于志愿者保留影响程度最高(Merrilees et al.，2020)。在卫生志愿服务领域，通过对艾滋病在线论坛 216 名志愿者服务动机的测量发现，尽管利他主义、善良、同情、回报、赎罪和利益等动机都可能激发助人行为，但是动机越接近利他主义，越容易被提及(Hu，2020)，因此利他价值观可以对卫生志愿服务产生正面影响。在计划行为理论模型中增加了一个以利他为导向的社会正义功能后，验证性因素分析发现社会正义功能在预测参与意愿方面的增量效度超出了态度、主观规范、知觉行为控制三个要素(Jiranek et al.，2013)。总之，现有研究已经充分证明 TPB 对亲社会行为的影响，比如器官捐赠、减少环境污染、消费有机食品等，利他价值观不仅对参与意愿有直接影响(Dennis et al.，2009)，还通过态度、主观规范、知觉行为控制及人格特质间接影响参与意愿(Sanchez et al.，2018)，因此本研究提出以下假设。

H4：利他价值观影响个体卫生志愿服务参与意愿。

H5：利他价值观影响个体态度。

H6：利他价值观影响个体主观规范。

H7：利他价值观影响个体知觉行为控制。

H8：利他价值观影响个体人格特质。

（3）人格特质。人格特质是个体独有的、特殊的感知倾向系统，在各种情境下具有一致性和稳定性，并能够支配个体行为(Zhou et al.，2014)。人格特质在每个个体心理结构中均存在，影响着个体对不同事物的态度和行为(Chen et al.，2017)，例如，人格特质影响大学生创业行为(Ye et al.，2017)，人格特质影响个体的追随行为(S. Xu et al.，2017)。在志愿服务方面，学者以大五人格作为研究框架研究人格特质与志愿服务意愿之间的关系，结果显示宜人型人格特质对志愿服务参与意愿有着显著影响(Carlo，2005)。一项对德国志愿服务组织的 261 名辅导员的研究显示，外向型、神经质和宜人型等人格特质对是否采取有益行为有显著影响(Rek et al.，2016)。因此我们可以做出以下假设。

H9：人格特质影响志愿者卫生服务参与意愿。

（4）社会激励。在对志愿服务及慈善行为等亲社会行为的研究中，计划行为理论并不是唯一的理论框架，有的研究综合了计划行为理论、社会认同理论和组织支持理论，在此基础上确定了卫生服务志愿服务参与行为的三组前因变量，即个体因素、组织因素和社会因素(Alias et al.，2015)，计划行为理论既包括个体心理因素，也包括组织压力因素。除此之外，还需要思考社会因素对于个体卫生志愿服务参与意愿的影响。志愿服务是为促进社会进步而提供的公益性服务，需要运用激励措施调动卫生志愿服务者的积极性，这种激励是包括精神激励、薪酬激励、荣誉激励、职业发展激励的复合激励机制。激励机制对于行为的外在支持作用已经在其他领域得到证实，例如社会激励对瑞士选民投票具有正面影响(Funk，2010)。在志愿服务领域，社会激励的影响已经得到研究证明，例如社会激励对于大学生与社区居民参与志愿服务意愿具有影响(Wang，2003)，社会激励对于志愿者参与助残服务意愿具有影响(Y. L. Zhu，2017)。因此我们可以提出以下几项假设。

H10：社会激励影响个体卫生志愿服务参与意愿。

H11：社会激励影响个体态度。

H12：社会激励影响个体规范。

H13：社会激励影响个体知觉行为控制。

## (二)卫生服务志愿供给参与意愿测量量表

### 1. 数据来源

本研究选择上海市、杭州市、温州市三个具有代表性的流动人口聚居城市作为调查区域。为了提高问卷的信度与效度，调查前对问卷进行了预测试，通过对问卷进行克隆巴赫系数检验和探索性因子分析后对问卷进行修订，在修订的基础上于 2019 年 11 月开展大规模调查。本次问卷调查的时间是 2019 年 11—12 月，因为卫生服务的专业性，所有参与者均为城市中 18～69 岁的具有医科学习背景的工作人员及医疗卫生专业大学生(工作人员要求具有 1 年以上工作经验)。本研究采用分层整群随机抽样，从每个城市的行政区划中随机选择 3 个街道，然后从该街道(镇)中选择 3 个社区，并随机选择 20～30 名具有医科学习背景的人员。为了保证被调查者具有医学教育背景，本调查选择每个社区的社区医院、医科大学、医药企业、私人诊所、卫生服务社会组织作为被调查单位。本次调查共发放问卷 780 份，回收有效问卷 770 份，有效率为 98.72%。在参与者填写自我报告的调查表之前,调查人员解释了研究目的、数据收集方法以及如何完成调查表,参与者还被告知他们的参与完全是匿名和自愿的。

### 2. 测量量表

(1) 参与意愿。因变量是具有医疗卫生技能的人是否愿意为流动人口提供卫生服务。具体包括两个问题:一是个人是否愿意提供志愿服务;二是推荐别人参与志愿服务的意愿。每个指标用 Likert 五级量表来衡量,其中 1 是完全不同意,5 是完全同意。

(2) TPB。计划行为理论认为行为意愿由两个不同的因素决定:态度和主观规范。为了将理论适用性扩展到个人控制范围之外的其他行为,TPB 将知觉行为控制作为附加的预测因素。参照计划行为理论的研究量表(I. Ajzen,2001; Schifter,1985),本研究应用主体的态度、主观规范与知觉行为控制三个因素测量个体参与流动人口卫生志愿服务行为的意愿,问卷采用 5 点正向计分(1=完全不赞同,5=完全赞同)。态度因素包括认知程度和认同程度两个变量,由 4 个题目构成。主观规范包括群体压力和自我约束两个变量,由 4 个题目构成。知觉行为控制包括个体能力和便利条件两个变量,由 4 个题目构成。

(3) 利他价值观。采用《组织公民行为》(J. A. M. Coyle-Shapiro et al.,2005; Jacqueline A. M. Coyle-Shapiro et al.,2006)量表中涉及利他行为因素的题目,同时考虑利他动机测量在行为决策领域的应用(Birch et al.,2018; Gim et al.,2019),利他价值观测量包括合作倾向和自我提升两个变量,共 4 个题目(样例:您觉得与他人合作能提升服务效率),问卷采用 5 点正向计分(1=完全不赞同,5=完全赞同),将题目得分加总取均值,得分越高表示利他动机越高。

(4) 人格特质。《正常人的情绪》一书中提出了 DISC 人格测评理论,将人类的性格和行为划分为四种类型:D 是支配型;I 是影响型;S 是稳健型;C 是完美型(Marston,2013)。本研究选用支配型人格、影响型人格、稳健型人格与完美型人格作为测量变量,借鉴 DISC 人格描述量表(Slowikowski,2005),形成 4 个测量题目,采用 5 点正向计分(1=完全不赞同,5=完全赞同)。

(5) 社会激励。根据赫茨伯格的双因素激励,保健因素与物质相关,主要用来消除不满,志愿服务虽然具有非营利性,但是也需要保障参与者基本的物质需求。激励因素用来营造满意,具体包括志愿服务带来的外在荣誉和社会认可(Herzberg,2003),本研究借鉴这种分类方法,设置物质激励和精神激励两个变量,形成 3 个测量题项,采用 5 点正向计分(1=完全不赞同,5=完全赞同)。

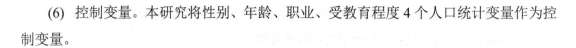

（6）控制变量。本研究将性别、年龄、职业、受教育程度 4 个人口统计变量作为控制变量。

### 3. 分析策略

本研究采用结构方程模型作为分析策略，结构方程模型也被称作协方差结构模型，该模型是基于特征变量的协方差矩阵，分析计划行为因素、利他价值观、人格特质、社会激励对于卫生志愿服务参与意愿的影响。结构方程模型可以同时处理多个因变量，传统回归模型的回归系数和路径系数是对每一个因变量进行逐一计算得出的，而忽略了其他因变量的影响。同时结构方程会充分考虑其他因子的存在与否，也就是说各因子内的结构会兼顾其他同时存在的变量进行调整。结构方程模型在获得模型参数估测数值之后会对模型实施检验与评定，主要目的就是测验拟定的模型是否具有统计学意义，以及是不是需要调整。依照前文中所提出的理论假设，本研究使用 Amos21.0 软件实施相关的拟合度检验解析，应用极大似然法来对模型的相关参数实施估计。在结构方程模型研究中，对于样本量的要求是待估参数与样本比例保持在 1∶10～1∶5，本研究待估参数为 25 个，因此样本量要求在 125～250 个。从问卷回收的有效率来看，样本量能够满足结构方程研究的需要。

## (三)卫生服务志愿供给参与意愿路径分析

### 1. 描述性统计

在接受调查的 770 名具有医学教育背景的个体中，男女比例相对平均，如表 4-6 所示。从被调查者的年龄分布来看，青年群体占比最高，其中 18～30 岁年龄段占比最高，达到 61.6%，其次是 30～40 岁的人群，比例为 21.7%。从教育水平的分布来看，高等教育占比最高，占 79.4%。从被调查者职业分布来看，医药企业雇员和在校学生所占比例最大，分别为 35.5% 和 34.7%。参与意愿均值显示被调查者的参与意愿不高(均值=2.68)，在计划行为变量中，态度变量评分最高，说明志愿者对卫生志愿服务的价值具有积极评价，如表 4-7 所示。被调查者人格特质均值较高说明被调查者的人格特质呈现混合特征，同时被调查者对社会激励的评分较高，这说明为流动人口提供卫生志愿服务的激励环境较好。

表 4-6 样本描述性统计

| 指标 | 类型 | 频率/次 | 百分比/% |
|---|---|---|---|
| 性别 | 男 | 316 | 41.0 |
| | 女 | 454 | 59.0 |
| 年龄 | 18 岁以下 | 56 | 7.3 |
| | 18~30 岁 | 474 | 61.6 |
| | 30~40 岁 | 167 | 21.7 |
| | 40~60 岁 | 69 | 9.0 |
| | 60 岁以上 | 4 | 0.5 |
| 文化程度 | 小学以下 | 5 | 0.6 |
| | 初中 | 32 | 4.2 |
| | 高中或中专 | 122 | 15.8 |
| | 大专及以上 | 611 | 79.4 |
| 职业 | 在校学生 | 267 | 34.7 |
| | 医药企业员工 | 273 | 35.5 |
| | 医院员工 | 109 | 14.2 |
| | 卫生组织从业人员 | 24 | 3.1 |
| | 私人诊所 | 68 | 8.8 |
| | 其他 | 29 | 3.8 |

表 4-7 变量均值及信度分析

| 变量 | 均值 | 标准差 | 克隆巴赫系数 |
|---|---|---|---|
| 参与意愿 | 2.68 | 1.08 | 0.907 |
| 态度 | 3.71 | 1.06 | 0.908 |
| 主观规范 | 3.58 | 0.86 | 0.907 |
| 知觉行为控制 | 3.20 | 1.03 | 0.910 |
| 利他价值观 | 3.46 | 1.10 | 0.903 |
| 社会激励 | 3.72 | 0.88 | 0.862 |
| 人格特质 | 3.87 | 0.80 | 0.866 |

### 2. 信度效度分析

对量表进行效度分析，探索性因子分析的结果即变量的稳定性。结果显示，各变量维度的 KMO 值为 0.907，大于标准 0.70，Bartlett 的球形度检验值为 13 391.023，显著性 $P$ 值为 0.00，因此适合做因子分析(见表 4-8)。采取主成分分析法，抽取特征值大于 1 的因子，结果共提取出 7 个公因子，旋转累计平方和是 78.65%，大于 60%。通过正交旋转法旋转后，可将 25 个问题选项归为 7 类因子，项目的负荷均高于 0.5，这说明因子提取的信息比较全面，且未出现双重因子负荷均高的情况，各观测变量按照理论预设聚合到各维度下，因此证明量表具有良好的结构效度。验证性因子分析结果显示，卡方与自由度之比大于 5 表示模型适配度欠佳，小于 1 表示模型适配过度，本研究的 $\chi^2/df$ 为 2.322 说明模型拟合较好，如表 4-9 所示。GFI=0.944，AGFI=0.929，NFI=0.957，TLI=0.970，CFI=0.975，均大于 0.9，RMSEA=0.041<0.08，这说明模型总体拟合度好。AVE 的算术平方根大于各维度之间的相关系数，这说明量表有很好的收敛效度和区别效度，如表 4-10 所示。

表 4-8　探索性因子分析结果

| 指标 | 成分 | | | | | | |
|---|---|---|---|---|---|---|---|
| | 1 | 2 | 3 | 4 | 5 | 6 | 7 |
| 参与意愿(自我意愿) | | | | | | | 0.827 |
| 参与意愿(推荐他人) | | | | | | | 0.839 |
| 主观规范(群体压力 1) | | 0.809 | | | | | |
| 主观规范(群体压力 2) | | 0.865 | | | | | |
| 主观规范(自我约束 1) | | 0.793 | | | | | |
| 主观规范(自我约束 2) | | 0.893 | | | | | |
| 知觉行为控制(个体能力 1) | 0.870 | | | | | | |
| 知觉行为控制(个体能力 2) | 0.875 | | | | | | |
| 知觉行为控制(便利条件 1) | 0.842 | | | | | | |
| 知觉行为控制(便利条件 2) | 0.855 | | | | | | |
| 态度(认知程度 1) | | | | 0.806 | | | |
| 态度(认知程度 2) | | | | 0.820 | | | |
| 态度(认同程度 1) | | | | 0.755 | | | |

续表

| 指标 | 成分 | | | | | | |
|---|---|---|---|---|---|---|---|
| | 1 | 2 | 3 | 4 | 5 | 6 | 7 |
| 态度(认同程度2) | | | | 0.789 | | | |
| 利他价值观(合作倾向1) | | | 0.826 | | | | |
| 利他价值观(合作倾向2) | | | 0.838 | | | | |
| 利他价值观(自我提升1) | | | 0.788 | | | | |
| 利他价值观(自我提升2) | | | 0.802 | | | | |
| 社会激励(津贴补助) | | | | | | 0.850 | |
| 社会激励(荣誉奖励) | | | | | | 0.828 | |
| 社会激励(专业培训) | | | | | | 0.803 | |
| 人格特质(支配型) | | | | | 0.788 | | |
| 人格特质(影响型) | | | | | 0.758 | | |
| 人格特质(稳健型) | | | | | 0.752 | | |
| 人格特质(完美型) | | | | | 0.843 | | |
| KMO | 0.907 | | | | | | |
| Bartlett 的球形度检验 | 13 391.023($P$=0.00) | | | | | | |
| 特征值 | 9.141 | 2.504 | 2.414 | 2.02 | 1.32 | 1.248 | 1.015 |
| 方差贡献率/% | 12.87 | 12.86 | 12.78 | 12.15 | 11.99 | 9.471 | 6.535 |
| 总方差贡献率/% | 78.65 | | | | | | |

表 4-9  验证性因子分析结果

| 观测变量 | 潜在变量 | 标准化因子载荷 | 残差误 | $T$ 值 | P | CR | AVE |
|---|---|---|---|---|---|---|---|
| Q7 | 参与意愿 | 0.902 | | | | 0.906 | 0.829 |
| Q6 | 参与意愿 | 0.919 | 0.036 | 28.508 | *** | | |
| Q11 | 主观规范 | 0.930 | | | | | |
| Q10 | 主观规范 | 0.756 | 0.029 | 27.134 | *** | | |
| Q9 | 主观规范 | 0.863 | 0.026 | 35.004 | *** | 0.909 | 0.715 |
| Q8 | 主观规范 | 0.822 | 0.028 | 31.732 | *** | | |
| Q15 | 知觉行为控制 | 0.873 | | | | 0.911 | 0.719 |

续表

| 观测变量 | 潜在变量 | 标准化因子载荷 | 残差误 | T值 | P | CR | AVE |
|---|---|---|---|---|---|---|---|
| Q14 | 知觉行为控制 | 0.808 | 0.034 | 27.964 | *** | | |
| Q13 | 知觉行为控制 | 0.832 | 0.032 | 29.362 | *** | | |
| Q12 | 知觉行为控制 | 0.877 | 0.033 | 31.973 | *** | | |
| Q19 | 态度 | 0.888 | | | | | |
| Q18 | 态度 | 0.811 | 0.029 | 28.944 | *** | 0.908 | 0.712 |
| Q17 | 态度 | 0.805 | 0.030 | 28.571 | *** | | |
| Q16 | 态度 | 0.867 | 0.030 | 32.568 | *** | | |
| Q23 | 利他价值观 | 0.845 | | | | | |
| Q22 | 利他价值观 | 0.822 | 0.035 | 27.205 | *** | 0.903 | 0.699 |
| Q21 | 利他价值观 | 0.827 | 0.036 | 27.466 | *** | | |
| Q20 | 利他价值观 | 0.849 | 0.036 | 28.531 | *** | | |
| Q27 | 社会激励 | 0.766 | | | | | |
| Q25 | 社会激励 | 0.871 | 0.048 | 23.648 | *** | 0.864 | 0.679 |
| Q24 | 社会激励 | 0.832 | 0.047 | 22.993 | *** | | |
| Q31 | 人格特质 | 0.860 | | | | | |
| Q30 | 人格特质 | 0.722 | 0.039 | 22.182 | *** | 0.869 | 0.625 |
| Q29 | 人格特质 | 0.767 | 0.036 | 24.075 | *** | | |
| Q28 | 人格特质 | 0.806 | 0.037 | 25.713 | *** | | |

注：***表示在1%的统计水平上显著。

表 4-10 区别效度

| | 参与意愿 | 主观规范 | 知觉行为控制 | 态度 | 利他价值观 | 社会激励 | 人格特质 |
|---|---|---|---|---|---|---|---|
| 参与意愿 | 0.910 | | | | | | |
| 主观规范 | 0.396** | 0.845 | | | | | |
| 知觉行为控制 | 0.283** | 0.272** | 0.847 | | | | |
| 态度 | 0.491** | 0.431** | 0.346** | 0.843 | | | |
| 利他价值观 | 0.472** | 0.396** | 0.270** | 0.573** | 0.836 | | |
| 社会激励 | 0.409** | 0.283** | 0.251** | 0.336** | 0.274** | 0.824 | |
| 人格特质 | 0.466** | 0.308** | 0.292** | 0.421** | 0.373** | 0.511** | 0.790 |

注：**表示在5%的统计水平上显著。

### 3. 结构方程路径分析

本研究应用 Amos 21.0 软件来实施相关的拟合度检验解析，同时应用极大似然法来对模型的相关参数实施估计。模型适配指数显示，$\chi^2/df$ 为 3.237，符合判断标准，GFI=0.922，AGFI=0.903，NFI=0.949，TLI=0.938，CFI=0.956，均大于 0.9，达到通用标准。RMSEA=0.054<0.08，可以进行变量间的路径分析和假设检验，如图 4-2 和表 4-11 所示。

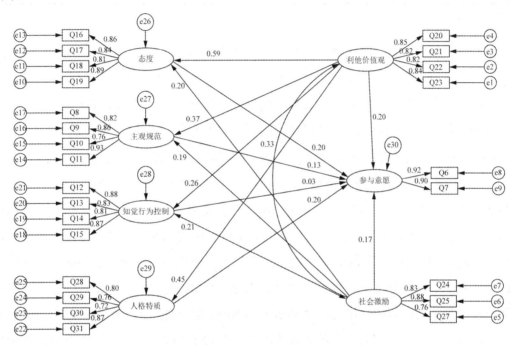

图 4-2　流动人口卫生志愿服务参与意愿结构路径

表 4-11　流动人口卫生志愿服务参与意愿假设检验

| 研究假设 | | | 标准化系数 | 非标准化系数 | 残差误 | T 值 | P | 假设 |
|---|---|---|---|---|---|---|---|---|
| H1：态度 | → | 参与意愿 | 0.204 | 0.190 | 0.043 | 4.414 | *** | 成立 |
| H2：主观规范 | → | 参与意愿 | 0.128 | 0.143 | 0.041 | 3.493 | *** | 成立 |
| H3：知觉行为控制 | → | 参与意愿 | 0.030 | 0.031 | 0.036 | 0.866 | 0.386 | 不成立 |
| H4：利他价值观 | → | 参与意愿 | 0.204 | 0.198 | 0.051 | 3.871 | *** | 成立 |
| H5：利他价值观 | → | 态度 | 0.587 | 0.611 | 0.039 | 15.761 | *** | 成立 |
| H6：利他价值观 | → | 主观规范 | 0.374 | 0.325 | 0.034 | 9.551 | *** | 成立 |
| H7：利他价值观 | → | 知觉行为控制 | 0.261 | 0.245 | 0.038 | 6.421 | *** | 成立 |
| H8：利他价值观 | → | 人格特质 | 0.448 | 0.353 | 0.031 | 11.438 | *** | 成立 |

续表

| 研究假设 | | | 标准化系数 | 非标准化系数 | 残差误 | T 值 | P | 假设 |
|---|---|---|---|---|---|---|---|---|
| H9: 人格特质 | → | 参与意愿 | 0.203 | 0.250 | 0.046 | 5.430 | *** | 成立 |
| H10: 社会激励 | → | 参与意愿 | 0.172 | 0.231 | 0.051 | 4.493 | *** | 成立 |
| H11: 社会激励 | → | 态度 | 0.197 | 0.283 | 0.050 | 5.640 | *** | 成立 |
| H12: 社会激励 | → | 主观规范 | 0.195 | 0.235 | 0.047 | 4.962 | *** | 成立 |
| H13: 社会激励 | → | 知觉行为控制 | 0.208 | 0.271 | 0.054 | 5.034 | *** | 成立 |

注：***表示在1%的统计水平上显著。

态度到参与意愿的标准化路径系数为 0.204($T$ 值=4.414，$P$=0.000<0.05)，说明态度对参与意愿有显著的正面影响，故假设 H1 成立。主观规范到参与意愿的标准化路径系数为 0.128($T$ 值=3.493，$P$=0.000<0.05)，说明主观规范对参与意愿有显著的正面影响，故假设 H2 成立。知觉行为控制到参与意愿的标准化路径系数为 0.030($T$ 值=0.866，$P$=0.386>0.05)，说明知觉行为控制对参与意愿没有显著的正面影响，故假设 H3 不成立。

利他价值观到参与意愿的标准化路径系数为 0.204($T$ 值=3.871，$P$=0.000<0.05)，说明利他价值观对参与意愿有显著的正面影响，故假设 H4 成立。利他价值观到态度的标准化路径系数为 0.587($T$ 值=15.761，$P$=0.000<0.05)，说明利他价值观对态度有显著的正面影响，故假设 H5 成立。利他价值观到主观规范的标准化路径系数为 0.374($T$ 值=9.511，$P$=0.000<0.05)，说明利他价值观对主观规范有显著的正面影响，故假设 H6 成立。利他价值观到知觉行为控制的标准化路径系数为 0.261($T$ 值=6.421，$P$=0.000<0.05)，说明利他价值观对知觉行为控制有显著的正面影响，故假设 H7 成立。利他价值观到人格特质的标准化路径系数为 0.448($T$ 值=11.438，$P$=0.000<0.05)，说明利他价值观对人格特质有显著的正面影响，故假设 H8 成立。

人格特质到参与意愿的标准化路径系数为 0.203($T$ 值=5.430，$P$=0.000<0.05)，说明人格特质对参与意愿有显著的正面影响，故假设 H9 成立。

社会激励到参与意愿的标准化路径系数为 0.172($T$ 值=4.493，$P$=0.000<0.05)，说明社会激励对参与意愿有显著的正面影响，故假设 H10 成立。社会激励到态度的标准化路径系数为 0.197($T$ 值=5.640，$P$=0.000<0.05)，说明社会激励对态度有显著的正面影响，故假设 H11 成立。社会激励到主观规范的标准化路径系数为 0.195($T$ 值=4.962，$P$=0.000<0.05)，说明社会激励对主观规范有显著的正面影响，故假设 H12 成立。社会激励到知觉行为控制的标准化路径系数为 0.208($T$ 值=5.034，$P$=0.000<0.05)，说明社会激励对知觉行为控制有显著的正面影响，故假设 H13 成立。

## (四)卫生服务志愿供给参与意愿调动策略

首先，尽管国外对志愿服务的研究较为广泛，中国国内研究者也对此进行过探讨，但是卫生志愿服务研究尚处于起步阶段，对医学专业人员参与卫生志愿服务意愿的研究尤为薄弱，还没有以卫生志愿服务参与意愿为对象的研究成果，也未检索到通过构建模型对其影响因素进行实证研究的文献。尤其是中国国内目前尚没有针对流动人口这个健康弱势群体的志愿服务研究，而卫生志愿服务又是卫生服务供给的重要补充方式，理应得到学术重视，因此本研究借鉴了行为决策领域的 TPB 决策模型研究流动人口卫生志愿服务的参与意愿，弥补了这个研究空白。其次，尽管国外志愿服务的研究成果可作为中国流动人口卫生志愿服务参与意愿研究的借鉴，但是中国在社会发展、经济水平及文化背景等方面有别于国外，影响卫生志愿服务参与意愿的因素必然存在差异。不同的价值观直接影响计划行为要素中态度和主观规范的形成，不同的人格特质影响个体参与卫生志愿服务的主动性，同时激励因素影响卫生志愿服务的参与动力。因此本研究在计划行为理论框架的基础上加入利他价值观、人格特质及社会激励三个变量，构建计划行为理论扩展模型，探讨这些变量对卫生志愿服务参与意愿的影响，希望丰富计划行为理论在卫生志愿服务领域的应用。

态度对卫生志愿服务参与意愿有显著预测作用，态度包括认知程度和认同程度两个变量。这说明只有个体对参与卫生志愿服务具有明确认知，了解卫生志愿服务对于个人和社会价值，才能在不求回报的情况下自愿付出个人的时间及精力，而且个体对志愿服务的奉献精神认同感越强，对卫生志愿服务的参与意愿也越强。这就需要通过媒体宣传引起社会公众关注，引导社会舆论增进全社会对卫生志愿服务的认知及认同，争取全社会具有医学背景的个体广泛参与。主观规范对卫生志愿服务意愿有显著预测作用，主观规范包括群体压力和自我约束两个变量。尽管志愿服务属于自愿行为，但是中国是典型的集体主义文化，因此群体压力中的家人支持、朋友影响、流动人口认可等对其卫生志愿服务参与意愿具有显著影响。同时，志愿服务并无特定规则，个人意愿占据主导地位，因此如果个人有较高的自我要求和回报社会的理念，那么其参与卫生志愿服务的意愿就强烈。那么在管理实践中，既要通过树立榜样发挥群体的动力作用，也要为个人提升自我价值创造条件，从而提高个体的卫生志愿服务参与意愿。知觉行为控制对卫生志愿服务意愿没有显著预测作用，知觉行为控制包括个体能力和外部便利。这说明个体所拥有的知识、经验等自我效能要素并不显著影响卫生志愿服务参与意愿，原因在于中国现有流动人口卫生志愿服务仅仅停留在健康教育层面，对专业技能要求不高，具有医学背景的专业人员认为普通人也可以胜任这类服务，因此认为个人能力在卫生志愿服务中不具有明显意义，从而使志愿者对卫生志愿服务的便利条件也产生消极评价。他们虽然愿意提供志愿服务，但是并不在意供给质量，自然也不关注提供服务的条件是否便利。

利他价值观不仅对卫生志愿服务意愿具有显著预测作用，而且还通过态度与主观规范对参与意愿产生间接影响。利他价值观包括合作倾向与自我提升两个变量，强调通过帮助他人获得自我价值的提升。利他价值观对于卫生志愿服务参与的影响体现在三个方面：一是个体的助人特质，个体愿意为他人主动提供服务而不求回报，认为这是公民行为的显著表现；二是互惠性利他，个体的志愿服务是互助倾向的表现，通过现在的付出换取未来的收益；三是声誉导向利他，中国传统价值观中的"好人"称谓带给志愿者荣誉感，个人为了维护自身声誉而愿意参与卫生志愿服务。同时，因为利他价值观会促使人们对志愿服务产生积极态度，主动遵守群体的规范，因此政府和第三方应该积极培育人们的利他价值观，将利他价值观教育纳入全民教育体系中。

人格特质对卫生志愿服务意愿具有显著预测作用，卫生志愿服务属于个人自觉自愿的行为，需要个体自主决策、自愿承担志愿任务，因此人格特质越明显，个体面临的心理矛盾越少，越有利于做出参与决策。DISC将人格特质分为四种类型：支配型(被描述为爱冒险的、有竞争力的、果断的，适合从事挑战性工作，并成为团队的组织者)、影响型(被描述为自信的、有说服力的、乐观的，适合从事待人接物的工作，并且能创造性解决问题)、稳定型(被描述为友善的、亲切的倾听者，适合扮演合作者的角色，但是他们不适应变化的环境)、服从型(被描述为有分析力的、谨慎的，他们适合从事分析信息的工作)。人格特质在一定程度上决定了个体适合什么样的工作及工作绩效，因此可以依据人格特质分配卫生志愿服务工作。影响型和支配型属于开放型人格，这类人格特质对社交型且富有挑战性的工作具有正面预测作用，稳定型和服从型这两种人格特质对卫生志愿服务工作具有负面预测作用(Bao，2012)。因此，在志愿人员的选择过程中，可以优先选择支配型和影响型人格特质的人作为志愿者，通过这两类人格特质调动其他人格特质的积极性。

社会激励不仅对卫生志愿服务参与意愿具有直接影响，而且还通过态度与主观规范对参与意愿产生间接影响。参与志愿活动需要依靠外部支持，物质激励和精神激励对提升参与意愿发挥着积极作用。虽然志愿服务是一种不求回报的奉献行为，但是参与者在参加志愿服务过程中需要付出经济成本和时间成本，因此必要的物质激励能够保证卫生志愿服务的持续性供给。同时，参与者希望获得他人的认可，这种认可不仅是对他们志愿服务的认可,更是对其奉献精神的认可,这是激励他们持续提供志愿服务的精神动力。因此,在管理实践中,为参与者提供一定的物质支持,不仅能提高其工作积极性,而且可以防止参与者因为经济原因导致热情受挫而退出志愿服务,同时通过表彰和荣誉称号等精神激励方式调动参与者参与卫生服务的热情。

# 四、流动人口卫生服务协同供给个体能力——健康素养

## (一)卫生服务利用与健康素养及健康结果关系模型

自由的流动是经济发展的内在需求和社会进步的典型标志。随着城镇化进程的加快和社会经济快速发展,在今后较长一段时间,大规模的人口流动仍然是中国人口发展及经济社会发展中的重要现象。但是,只有拥有健康的身体才能支撑人口的流动与迁徙,因此健康是流动人口生存和发展的前提。但中国的流动人口却成为健康弱势群体,流动人口健康不仅受到健康意识不足、健康成本支付能力等主观因素影响,还遭受着居住和工作环境等客观因素对其健康造成的威胁(Fan,2019)。Duan J.-J.和 Wang D.等人关于流动人口自测量表的研究显示,流动人口的得分显著低于本地户籍人口。国际之间的人口流动健康问题主要聚焦于移民研究,在美国,移民群体患心血管疾病的风险要比当地人口高(Turkson-Ocran et al.,2020),由于地域歧视、身份和文化的冲击导致加拿大非洲青年移民心理健康状况较差(Olawo et al.,2019),且仅有13.3%的移民愿意向医疗保健专业人士寻求心理健康服务(Ayele et al.,2020),移民在进入迁入地后会产生沉重的精神负担(Aragona et al.,2020)。由此可见,中国流动人口与国际移民同样是健康弱势群体,因此关注他们的健康问题是现阶段需要高度重视的课题。

消除以上差距应该由政府、社会以及个人共同协作。健康中国战略提出个人是健康第一责任人,个体健康素养提升是"医疗中心"向"预防中心"转变的主要条件,只有个人掌握健康知识,积极参与健康行动并形成健康的生活方式才能从根本上预防疾病的发生。世界卫生组织将健康素养定义为个人获得和理解基本健康信息和卫生服务,并做出维护和促进其健康的正确决策的能力(Tolan,2020)。有研究表明,健康素养与获得卫生服务的难易程度相关,且较低的健康素养会导致不良的健康行为和后果,从而增加医疗及住院费用。Guclu O. A.和 Demirci H.等人的研究表明,在土耳其农村人口中疾病预防健康素养的增加与某些疫苗接种率呈正面影响(Guclu et al.,2019)。在中国,流动人

口由于健康素养低使其成为传染性疾病发病的高危人群，他们大多属于青春期和婚育期，由于其生殖健康知识缺乏，所以增加了性病和艾滋病在异性和同性接触者中蔓延的可能(Shuang et al.，2017)。研究显示，更多的年轻流动人口由于饮食不规律，长期压力过大且不接受正规医院治疗或只进行自我治疗等原因患有较严重的慢性病。移民健康研究显示，韩裔移民的健康素养水平与Ⅱ型糖尿病的危险因素之间存在关联性(Choi et al.，2013)。在非裔美国人之间，较低的健康知识水平和较差的护理会导致其群体在是否患艾滋病方面存在差异(Anderson et al.，2019)。经研究发现，虽然北美的东亚移民遇到的心理健康障碍与本地人口类似，但他们使用精神卫生服务的可能性却较低(Na et al.，2016)。在 Farrell 与 Susan J.的研究中发现健康素养可能成为弱势人群获得和利用健康服务与信息的潜在障碍，从而导致其健康结果低下(Farrell et al.，2020)，因此健康素养的高低直接导致了中国流动人口和国际移民的健康结果。

卫生服务利用是评价卫生服务社会效益和经济效益的常用手段，其中包括医疗服务利用、保健服务利用以及康复服务利用。研究显示，孕产妇保健服务可以显著降低孕产妇死亡率(Andargie et al.，2020)。就中国的流动人口而言，基于户籍和就业设计的社会医疗保障制度使相当一部分非正规就业流动人口被排斥在现有医疗保障体制之外，在流入地无法获得公平的健康服务(Zhu et al.，2014)。由于受制于"属地化"的户籍管理模式，所以流动人口对卫生服务的知晓率普遍较低(Zhang et al.，2006)，对卫生服务的利用状况和满意度较差，计划免疫接种率远远低于户籍人口(Li et al.，2012)。较低的健康素养将导致流动人口健康状况更差，同时由于缺乏医疗保健知识、不易理解医疗信息等因素，使流动人口难以理解和使用预防性服务，最终导致住院率和医疗费用增加。国际移民的卫生服务利用同样受到健康素养的影响，在纽约市的中国移民中，年长的移民由于心理健康服务方面利用率较低从而导致患上精神疾病的风险较高(Chao et al.，2020)，在巴西仅有45.6%的移民受访者使用过一些医疗服务(Alves et al.，2019)。因此我们需要考察如何通过提升健康素养来提高流动人口利用卫生服务的主动性，进而探索卫生服务利用在健康素养与个体健康结果之中能发挥怎样的作用。

综上所述，通过国际移民健康及中国内部流动人口健康的研究分析，为了提高流动人口健康，本研究从健康促进的三个维度出发：分别是健康认知、健康行为和支持性环境。健康认知和健康行为属于健康素养的内容，支持性环境可以通过各种外在提供的卫生服务得以实现，个体健康素养必须与外界支持性环境相结合，才能最终改变健康结果。这项研究的目的是探讨流动人口健康素养与其健康结果之间的关系，以及卫生服务利用是否在这种联系中起中介作用，如图 4-3 所示。

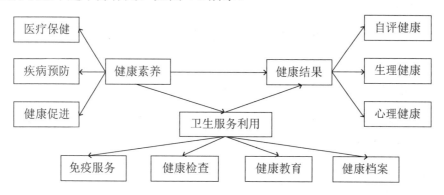

图 4-3 健康素养、健康结果与卫生服务利用中介模型

## (二)卫生服务利用与健康素养及健康结果模型检验

### 1. 数据来源

本次数据来源于中国浙江省，浙江省位于中国东南沿海长江三角洲南翼，全省有 2 个副省级城市、9 个地级市、35 个县、21 个县级市和 34 个市属城区。《中国流动人口发展报告 2018》显示，截至 2017 年年末中国流动人口为 2.41 亿人(National Health and Family Planning Commission of China，2019)。从跨省流入人口分布看，广东省占 32.25%、浙江省占 22.57%、上海市占 12.62%、北京市占 8.01%。浙江省流动人口总量继 1997 年、2000 年分别超过上海市和江苏省后，目前已经连续 19 年居全国第二位。调查区域选择中国浙江省杭州市、宁波市、温州市三个具有代表性的流动人口聚居城市，为了提高问卷的信度与效度，调查前对问卷进行预测试，通过对问卷进行克隆巴赫系数检验和探索性因子分析后对问卷进行修订，在修订的基础上于 2019 年 11 月开展大规模调查。

本次问卷调查的时间是 2019 年 11—12 月，以浙江省 2017 年全员流动人口年报数据为基本抽样框，采取分层、多阶段、与规模成比例的 PPS 方法进行抽样。选定浙江省流动人口排名前三位的城市作为调查城市，分别是杭州市、宁波市及温州市。在每个城市随机抽取 3 个样本区，在每个样本区中随机抽取 3 个社区，然后在每个选定的社区，调查人员根据性别、年龄和流动时间选择了 20~40 名流动人口。本次调查通过线上线下两种渠道共发放问卷 670 份，回收有效问卷 657 份，有效率为 98%。在参与者填写自我报告的调查表之前，调查人员解释了研究目的、数据收集方法以及如何完成调查表，参与者还被告知他们的参与完全是匿名和自愿的。

### 2. 测量量表

(1) 健康获得。本研究因变量通过自评健康、生理健康和精神健康 3 项指标考察流动人口的健康状况。①自评健康采用美国的健康调查简表(SF-36)的简化版(Singh et al.，2006)，主要测量被调查者与周围人进行比较后对自我总体健康的评价，采用 Likert 五级量表，询问被访者与本地居民相比后对自身健康的评价。②生理健康采用患者健康问卷躯体症状量表(PHQ-15)简化版进行测量，其中文版在中国人群中具有较好的信效度(Zhang et al.，2016)，量表包括头痛、胸痛、关节痛的判定，采用 Likert 五级量表测量这三类疼痛症状的严重程度。③精神健康采用 Hopkins Symptoms Check List(HSCL)量表的简化版，量表主要测量焦虑和抑郁的情况，得分越高，表明精神健康状况越差(Nettelbladt et al.，1993)，本研究采用 Likert 五级量表衡量躯体化焦虑及抑郁严重程度。

(2) 卫生服务。使用 2017 年《中国流动人口卫生计划生育动态监测问卷》评估流动人口卫生服务享用情况。该量表个人问卷主要包括五项内容：①家庭成员自然信息；②流动特征和居留意愿；③就业特征；④卫生服务利用；⑤社会融合。其中本研究采用基本公共卫生服务利用部分，这部分依据中国基本公共卫生服务 14 个项目编制。《中国流动人口卫生计划生育动态监测问卷》将其分为免疫服务、健康检查、健康教育与健康体检四个维度，本研究采用 Likert 五级量表对这四个维度卫生服务供给情况进行评分。

(3) 健康素养。本研究采用欧盟健康素养调查问卷 HLS-EU-Q47 对流动人口健康素养进行调查，欧盟健康调查问卷是一个多维度的健康素养评价工具(Domanska et al.，2018)，该问卷共有三个版本。①HLS-EU-Q47：该版本基于 4(信息加工领域：获取、理解、评价和应用)×3(健康领域：健康保健、疾病预防、健康促进)维度矩阵开发而成。②HLS-EU-Q86 在 HLS-EU-Q47 的基础上，增加健康行为、健康状况、卫生服务使用、社区参与、社会人口和社会经济因素等信息。③HLS-EU-Q16 仅有 16 个项目，便于快速识别健康素养。HLS-EU-Q47 在实际研究中应用最广泛，而且在亚洲国家中有较高的信效度(Duong et al.，2017)。因此，本研究采用 HLS-EU-Q47 这个版本，HLS-EU-Q47 包含 47 个测量健康素养的项目，每个项目的感知难度以 Likert 量表进行评分(1 是非常困难，2 是困难，3 是容易，4 是非常容易)，可能的最低平均得分为 1 分，可能的最高平均得分为 4 分，平均得分从 1 分到 4 分不等。

### 3. 信效度检验

从结果可以看出各部分信度均大于 0.7 说明在本研究中问卷可信，如表 4-12 所示。健康素养均值显示流动人口的健康促进素养表现优于医疗保健素养和疾病预防素养，卫生服务利用均值显示健康检查服务的利用程度好于其他类型卫生服务，健康结果均值显示流动人口整体健康情况不佳，心理健康结果稍优于生理健康结果。

表 4-12 可靠性系数及均值标准差

| 健康素养 | 信度系数 | 医疗保健 | 极小值 | 极大值 | 均值 | 标准差 |
|---|---|---|---|---|---|---|
| | 0.939 | | 1 | 4 | 2.822 | 0.642 |
| | 0.916 | 疾病预防 | 1 | 4 | 2.952 | 0.590 |
| | 0.939 | 健康促进 | 1 | 4 | 3.035 | 0.608 |
| 卫生服务 | 0.760 | 免疫服务 | 1 | 5 | 2.504 | 1.182 |
| | | 健康检查 | 1 | 5 | 2.763 | 1.374 |
| | | 健康教育 | 1 | 5 | 2.616 | 1.295 |
| | | 健康档案 | 1 | 5 | 2.501 | 1.306 |
| 健康结果 | 0.874 | 自评健康 | 1 | 5 | 2.282 | 1.050 |
| | | 生理健康 | 1 | 5 | 2.379 | 1.173 |
| | | 心理健康 | 1 | 5 | 2.414 | 1.150 |

通过探索性因子分析和信度检验确定问卷基本结构，运用 Amos 等结构方程模型软件进行验证性因子分析。本研究主要采用 CMIN/DF、NFI、IFI、TLI、CFI、RMSEA 等拟合指标进行模型判别，具体判别标准如表 4-13 所示。从三份问卷的验证因子分析可以看到，健康素养、卫生服务利用及健康结果上模型拟合指数均处于可以接受的范围内，而健康结果因为仅有 3 个题目模型为饱和模型，因此不进行模型拟合检验，由此可以判断各部分问卷均具备较好的效度指标，即问卷有效。

表 4-13 模型验证性因子分析

| 问卷 | CMIN/DF | NFI | IFI | TLI | CFI | RMSEA |
|---|---|---|---|---|---|---|
| 标准水平 | <5 | >0.8 | >0.8 | >0.8 | >0.8 | <0.08 |
| 优秀水平 | <3 | >0.9 | >0.9 | >0.9 | >0.9 | <0.05 |
| 健康素养 | 2.99 | 0.844 | 0.89 | 0.885 | 0.89 | 0.055 |
| 卫生服务利用 | 2.577 | 0.992 | 0.995 | 0.986 | 0.995 | 0.049 |
| 健康获得 | — | — | — | — | — | — |

### (三)卫生服务利用与健康素养及健康结果路径检验

#### 1. 分析方法

本研究采用 SPSS 22.0 软件进行频率分析、信度检验、皮尔逊相关分析,采用 Amos 22.0 软件建立验证因子模型证明效度,同时构建标准化路径检验,检验假设结果以及利用 Bootstrap 对中介效应进行检验。在信度分析中判断问卷信度的基础值为 0.7,同样通过 Amos 检验问卷效度采用模型拟合指数进行评价,评价的具体标准为 CMIN/DF 小于 5,GFI、AGFI、NFI、TLI 以及 CFI 均大于 0.8 表明问卷具备较好的效度,当问卷仅有 3 个题目的时候建模为饱和模型,DF 为 0,因此模型拟合结果不进行评估。在后续的假设检验中,共线性检验结果保证显示变量的膨胀因子不高于 10,证明变量之间不存在共线性问题。同时进行了共同方差偏差检验,通过 Harman 单因子模型进行判断初始特征值中第一个成分的解释率为 42.972%,不高于 50%证明变量之间不存在共同方差偏差的问题。随后进行路径建模以及中介模型检验,路径建模的基础为理论模型(见图 4-4),可以看到变量分别以自我保健、疾病预防、健康促进为自变量,卫生服务利用为中介,健康获得为因变量构建路径模型,该研究中的路径显著性 $P < 0.05$ 证明变量之间的预测关系成立,同时采用 Bootstrap 进行中介检验,可以分别得到各变量关系的总效应、直接效应和中介效应,通过 2000 次随机抽样计算得到估计值的 95%置信区间。若置信区间包含 0 则证明检验结果不成立,若不包含 0 则证明检验结果成立。

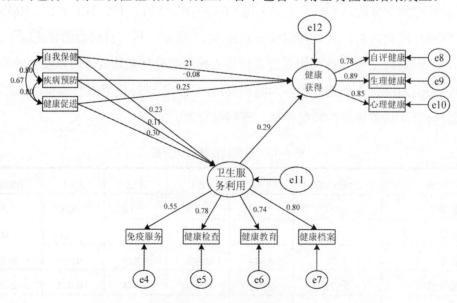

图 4-4 Amos 检验模型

### 2. 描述性与相关性分析

在 657 名参与者中，男性 244 名，占比为 37.1%，女性 413 名，占比为 62.9%。40 岁以下流动人口占比达到 75.6%，高中以下学历占比为 78.2%，大学本科学历占比只有 9.4%，如表 4-14 所示。

表 4-14　人口学描述性统计($N=657$)

| 指标 | 类型 | 频率 | 百分比/% | 有效百分比/% | 累积百分比/% |
|---|---|---|---|---|---|
| 性别 | 男 | 244 | 37.1 | 37.1 | 37.1 |
| | 女 | 413 | 62.9 | 62.9 | 100.0 |
| 年龄 | 30 岁及以下 | 223 | 33.9 | 33.9 | 33.9 |
| | 31~39 周岁 | 274 | 41.7 | 41.7 | 75.6 |
| | 40~49 周岁 | 135 | 20.5 | 20.5 | 96.2 |
| | 50 岁及以上 | 25 | 3.8 | 3.8 | 100.0 |
| 文化程度 | 小学及以下 | 39 | 5.9 | 5.9 | 5.9 |
| | 初中 | 317 | 48.2 | 48.2 | 54.2 |
| | 高中/中专 | 158 | 24.0 | 24.0 | 78.2 |
| | 大专 | 81 | 12.3 | 12.3 | 90.6 |
| | 本科 | 62 | 9.4 | 9.4 | 100.0 |

从分析结果可以看到，卫生服务利用总分及其各维度分别与健康素养总分及各维度呈显著正相关关系，同时卫生服务利用总分及其各维度分别与健康结果总分及各变量呈显著正相关关系，且健康素养总分及各维度分别与健康结果总分及各变量呈显著正相关关系，如表 4-15 所示。

表 4-15　变量相关性

| 度量 | 1 | 2 | 3 | 4 | 5 | 6 | 7 | 8 | 9 | 10 | 11 | 12 |
|---|---|---|---|---|---|---|---|---|---|---|---|---|
| 医疗保健 | 1 | | | | | | | | | | | |
| 疾病预防 | 0.799** | 1 | | | | | | | | | | |
| 健康促进 | 0.671** | 0.800** | 1 | | | | | | | | | |
| 免疫服务 | 0.340** | 0.369** | 0.353** | 1 | | | | | | | | |
| 健康检查 | 0.429** | 0.426** | 0.411** | 0.413** | 1 | | | | | | | |
| 健康教育 | 0.391** | 0.421** | 0.426** | 0.411** | 0.544** | 1 | | | | | | |
| 健康档案 | 0.363** | 0.368** | 0.402** | 0.419** | 0.643** | 0.605** | 1 | | | | | |
| 自评健康 | 0.381** | 0.359** | 0.396** | 0.234** | 0.278** | 0.275** | 0.247** | 1 | | | | |
| 生理健康 | 0.412** | 0.400** | 0.436** | 0.293** | 0.356** | 0.354** | 0.331** | 0.697** | 1 | | | |
| 心理健康 | 0.386** | 0.355** | 0.388** | 0.233** | 0.317** | 0.348** | 0.308** | 0.669** | 0.757** | 1 | | |
| 卫生服务利用 | 0.186** | 0.182** | 0.175** | 0.490** | 0.604** | 0.581** | 0.632** | 0.165** | 0.280** | 0.259** | 1 | |
| 健康结果 | 0.260** | 0.242** | 0.219** | 0.205** | 0.295** | 0.269** | 0.263** | 0.606** | 0.691** | 0.677** | 0.327** | 1 |
| 健康素养 | 0.904** | 0.944** | 0.898** | 0.387** | 0.462** | 0.451** | 0.412** | 0.414** | 0.455** | 0.412** | 0.198** | 0.263** |

注：**表示在 0.01 水平(双侧)上显著相关。

### 3. 路径分析与中介检验

表 4-16 及表 4-17 呈现的是路径分析和中介检验，通过 Amos 软件构建出的模型。

表 4-16 路径检验表

| 路径 | Estimate | S.Estimate | S.E. | C.R. | *P* |
|---|---|---|---|---|---|
| 卫生服务利用←医疗保健 | 0.219 | 0.227 | 0.06 | 3.643 | *** |
| 卫生服务利用←疾病预防 | 0.118 | 0.112 | 0.079 | 1.493 | 0.135 |
| 卫生服务利用←健康促进 | 0.305 | 0.299 | 0.065 | 4.704 | *** |
| 健康结果←卫生服务利用 | 0.459 | 0.290 | 0.085 | 5.428 | *** |
| 健康结果←医疗保健 | 0.328 | 0.215 | 0.092 | 3.566 | *** |
| 健康结果←疾病预防 | −0.14 | −0.084 | 0.121 | −1.150 | 0.250 |
| 健康结果←健康促进 | 0.401 | 0.248 | 0.099 | 4.060 | *** |

表 4-17 中介效应检验表

| 路径 | 效应 | 效应量 | S.E. | P | LLCI | ULCI |
|---|---|---|---|---|---|---|
| 医疗保健→卫生服务利用→健康结果 | 总效应 | 0.280 | 0.051 | 0.001 | 0.174 | 0.378 |
| | 直接效应 | 0.215 | 0.052 | 0.001 | 0.108 | 0.313 |
| | 中介效应 | 0.066 | 0.022 | 0.001 | 0.023 | 0.299 |
| 疾病预防→卫生服务利用→健康结果 | 总效应 | −0.051 | 0.080 | 0.112 | −0.206 | 0.112 |
| | 直接效应 | −0.084 | 0.080 | 0.320 | −0.236 | 0.078 |
| | 中介效应 | 0.033 | 0.021 | 0.112 | −0.007 | 0.075 |
| 健康促进→卫生服务利用→健康结果 | 总效应 | 0.335 | 0.070 | 0.001 | 0.192 | 0.467 |
| | 直接效应 | 0.248 | 0.072 | 0.001 | 0.101 | 0.389 |
| | 中介效应 | 0.087 | 0.022 | 0.001 | 0.047 | 0.133 |

从路径检验表可以看到，除了疾病预防素养到卫生服务利用及疾病预防素养到健康结果这两条路径以外，其余各条路径均通过检验。其中，医疗保健对卫生服务利用显著正向影响，系数为 0.227，$P < 0.001$；疾病预防对卫生服务利用预测不显著，系数为 0.112，$P = 0.135$；健康促进对卫生服务利用有显著正向影响，系数为 0.299，$P < 0.001$；卫生服务利用显著正向影响健康结果，系数为 0.29，$P < 0.001$；医疗保健显著正向影响健康结果系数为 0.215，$P < 0.001$；疾病预防不能对健康结果显著预测，系数为−0.084，$P = 0.25$；健康促进显著正向影响健康结果，系数为 0.248，$P < 0.001$。整体模型拟合结果均较好，CMIN/DF=1.723<3，NFI、IFI、TLI 以及 CFI 均大于 0.9，RMSEA=0.033<0.05，因此

可以判定数据与模型的匹配关系较好，模型有效。通过 Bootstrap 进行中介效应检验，设定抽样 2000 次，采用 95%置信区间检验得到中介效应结果。从结果可以看到医疗保健通过卫生服务利用对健康结果的中介检验显著，其总效应量为 0.280，置信区间[0.174-0.378]之间不包含 0 说明总效应成立；直接效应量为 0.215，置信区间[0.108-0.313]之间不包含 0 说明直接效应成立；中介效应量为 0.066，置信区间[0.023-0.299]之间不包含 0 说明中介效应成立，模型为部分中介模型。从结果可以看到疾病预防通过卫生服务利用对健康结果的总效应、直接效应以及中介效应均不成立，说明卫生服务利用无法作为疾病预防素养对健康结果的中介变量。健康促进通过卫生服务利用对健康结果的中介检验显著，其总效应量为 0.335，置信区间[0.192-0.467]之间不包含 0 说明总效应成立；直接效应量为 0.248，置信区间[0.101-0.389]之间不包含 0 说明直接效应成立；中介效应量为 0.087，置信区间[0.047-0.133]之间不包含 0 说明中介效应成立，模型为部分中介模型。

## (四)卫生服务利用直接促进及健康素养的间接干预

本研究运用结构方程检验了流动人口健康素养与健康结果之间的关系，同时分析了卫生服务利用的中介作用。健康素养通过两个维度对健康结果产生影响，分别是医疗保健素养和健康促进素养，疾病预防并未对健康结果产生直接影响。结果表明，健康素养对健康结果具有积极作用，卫生服务利用在健康素养与健康结果之间具有部分中介作用。

### 1. 卫生服务利用直接促进策略

卫生服务利用直接影响健康结果。健康中国战略的主题是共建共享与全民健康。研究表明不同的户口登记影响流动人口获得公共卫生部门(例如健康记录和医学知识)提供的预防保健服务，消除农业和非农业永久居民登记之间的区别可以提高建立健康档案的速度，但对流动人口的健康知识没有显著影响。首先，为了使流动人口能够获得基本公共卫生服务，必须取消农业户籍和非农业户籍的区别，提高流动人口的永久定居率，在全国范围内推广基本医疗保障制度，加强职业培训和流动人口的教育水平(Meng，2019)。这需要顶层、中层、基层发挥协同作用，在顶层将健康纳入公共政策后，中层地方政府需要扩大公共卫生服务对促进健康的结构性干预，同时将政府行动的重心放在提供公共卫生服务上，着重放在加强市政一级作为有关卫生的决策结构上(Altgeld，2017)。基层需要借鉴美国社区药房的作用，社区药房计划对健康状况的干预作用主要集中在原发疾病的预防上，包括戒烟、体重管理计划、注射器更换计划和接种服务(Thomson et al.，2019)。其次，流动人口并不是被动接受公共服务，他们的参与已经成为医疗保健不可或缺的一部分，其重点在于调动流动人口参与公共事务的积极性(Mockford et al.，2012)。再次，实验性研究发现在发达国家的虚构节目中，在观看与健康相关的故事情节之后，卫生服务公告的效果变好(Bavin et al.，2018)，这就需要公共卫生的媒体宣传不仅要利用多种新媒体渠道，而且要用吸引受众的方式引导他们了解卫生常识。最后，健康影响评价是公共卫生服务的典型任务，德国北莱茵-威斯特法伦州公共卫生研究中心的研究表明健康评价可以明确卫生服务的责任(Kobusch et al.，1995)，因此根据各类卫生服务对健康的影响评价来匹配资源是未来的一种选择。

卫生服务利用在医疗保健素养及健康促进素养与健康结果的关系中起着部分中介作用，卫生服务利用在疾病预防素养与健康结果的关系中没有中介作用。健康素养对健康结果的影响可以部分由卫生服务利用来解释，健康素养较低的女性更倾向于较少地利用预防保健服务，包括较低的流感疫苗接种率、子宫颈癌和乳腺癌筛查(Davis et al.，1996)。健康素养较低的居民倾向于较少地利用预防保健服务(Wolf et al.，2005)，同时健康素养缺乏直接影响慢性病患者对医疗卫生服务和社会福利等健康资源的有效利用，与慢性病患者的疾病管理及健康结果密切相关(Williams et al.，1998)。因此就流动人口个体来说，良好的健康素养可以使其了解和监控自己的生活工作方式与健康状况的关系(Shun，2019)，改变不健康的生活工作模式，比如超时工作与带病工作，把个人健康当作一项事业进行管理，从关注疾病治疗到注重疾病预防，在形成自主自律的健康生活方式后，主动利用各级政府、企业及社区提供的卫生服务资源，养成定期体检习惯，形成早诊断、早治疗、早康复的良性循环。总之，流动人口是个人健康的第一责任人，全国性健康管理系统的建立应该以倡导家庭健康为主。关于卫生服务利用在疾病预防素养与健康结果的关系中没有中介作用，根本原因在于疾病预防素养并未对健康结果产生影响，具体原因在于：一方面流动人口大多年富力强，健康风险意识淡薄；另一方面疾病预防素养量表涉及专业的预防医学常识，流动人口受文化水平所限，作答比较困难，未来可以在划分文化水平基础上，继续研究疾病预防素养对健康结果的影响。在全球新型冠状病毒的健康风险下，流动人口的流动性给全球防疫带来了极大的健康风险，亟须增强其疾病预防方面的健康素养，进而减轻全球各个国家在防疫方面的压力。

### 2. 健康素养的间接干预措施

医疗保健素养对健康结果具有直接影响。医疗保健素养强调流动人口在使用医疗服务的过程中是否具备专业的理解和沟通能力，是否具备紧急情况下的医疗技能。首先，流动人口在患病时选择自己买药或不采取任何措施的比例最高。其次，流动人口选择私人诊所/个体诊所和社区卫生服务站/村卫生室，选择私人诊所/个体诊所占到调查对象的1/5，而选择去县级及以上医院比例最低(Xiaoying，2017)。流动人口就医意向选择是主观和客观因素相互影响的结果，尤其与受教育程度、收入水平、职业、健康状况和疾病史等因素密切相关。自我药疗是流动人口患病后的第一选择，这就需要流动人口主动搜寻有关疾病的治疗的信息。一旦无法进行自我药疗，流动人口往往已经患有重大疾病，这就需要流动人口寻求专业的医疗服务，他们必须能够和医生沟通，了解药物处方的说明及紧急情况下需要的应急措施，进而判断不同治疗方案的优缺点，按照用药说明准确操作。同时，经济收入及社会保障限制了流动人口享受医疗服务的能力，他们必须掌握一定的自我医疗技能，比如利用中国的中医推拿、针灸及拔罐进行自我治疗。

健康促进素养对健康结果具有直接影响。健康促进是指运用行政的或组织的手段，广泛协调社会各相关部门以及社区、家庭和个人，使其履行各自对健康的责任，共同维护和促进健康的一种社会行为及社会战略。在健康素养中，健康促进是指个体了解影响身心健康的因素，比如政府卫生政策、社区设施、社交网络、工作环境、居住环境等，并能主动搜寻与健康相关的教育资源，做出改善健康的决策。为了更好地满足流动人口健康服务的需要，提高流动人口健康水平，政府可以立足于多主体协同供给，在基层社区建构一个流动人口卫生服务利用体系，社区(村)委员会、社区卫生服务中心、社工和社会组织(Xiaoyan，2014)三位一体。流动人口居住条件和工作环境普遍较差，居住条件和工作环境中的不利因素对新生代流动人口健康具有重要的负面影响，其中工作环境的影响更加突出，参加社区活动、与家人同住和与当地员工交往等社交网络资源对新生代流动人口健康具有重要的促进作用。因此，相关部门应该采取相应的措施来改善新生代农民工的居住条件和工作环境，以此来提高其健康水平(Linwei，2016)。

疾病预防素养对健康结果没有直接影响。疾病预防素养主要指流动人口认识到健康行为与健康检查对健康的重要性，了解吸烟、运动量少和饮酒过多等行为对于健康的威胁，了解接种疫苗与健康检查可以预防疾病，并具备改善健康行为的能力，同时能够根据家人和朋友的建议以及媒体的信息，决定如何保护自己免受疾病侵袭。本研究结果与学界已有的研究不符(Rüegg R. et al.，2019)，原因在于：一方面流动人口是经过健康自然选择的人群，只有健康的人才具有流动的可能；另一方面因为中国的流动人口多数为农业转移人口，较低的文化程度使其对营养保健及疾病预防知识的掌握有限。大多数流动人口从事生产工作,在利润导向下,企业会选择计件工资的方式引导工人超强度工作,超时工作除了对流动人口健康产生影响以外,大量挤占流动人口正常的休息、娱乐时间,当然也包括能够用于运动锻炼和研究饮食营养的时间。长时间的工作、较差的住房环境与工作环境在融入城市的过程中,承受着经济融合与文化融合的双重压力,使其没有精力了解疾病预防的知识,更不可能养成健康的生活习惯。

# 五、流动人口卫生服务协同供给过程能力——流程协同

## (一)PDCA 循环与卫生服务供给流程优化

流动人口与户籍人口相比在各项卫生服务享用上均处于弱势地位,尤其在重大公共卫生危机期间,流动人口成为易感人群,其亟须心理健康疏导、营养教育、防护教育方面的卫生服务,企业需要设置隔离区域并制定社交距离规范。若要保障常态化生产生活,则需要保障外来务工者的健康需求,为流动人口提供多维度与全流程的卫生服务,且服务质量可以不断改善,PDCA(计划—实施—检查—处理)流程管理模型为此提供了解决思路。

### 1. PDCA 循环

PDCA 模型是由美国统计学家戴明提出的一种质量管理方法,这种方法采取计划—实施—检查—处理四个步骤进行循环质量改进(齐二石,2011)。计划阶段根据组织战略制定目标,并将目标分解为具体的操作指标;实施阶段按照项目流程执行计划;检查阶段是根据绩效标准衡量执行效果;处理阶段针对出现偏差的流程进行纠偏,然后改善目标,进入下一轮 PDCA 循环。PDCA 作为一种生产管理的经典方法,它的特点在于其循环改进的思想,每个生产环节根据目标分解要求按 PDCA 进行循环,内部小圈与外部大圈共同循环,环环相扣,螺旋上升,逐步改善生产质量(赵宏,2015),如图 4-5 所示。这种生产领域通过循环迭代来改善质量的模型完全适用于流动人口卫生服务供给领域,流动人口卫生服务供给的本质就是生产卫生服务的过程,根据健康需求制定目标,并分解为各个部门的指标,在落实指标的过程中依靠绩效管理工具进行评估,之后纠正供给偏差进入下一轮循环,循环往复地满足流动人口健康需要,提高其健康水平,流动人口卫生服务供给可以借鉴流程管理领域的这个做法。

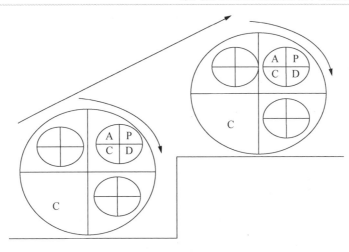

图 4-5　PDCA 循环上升阶梯图

卫生服务属于典型的公共服务，具有非排他性和共同使用的特点，公共服务的价值属性是公共利益。私人服务具有排他及分别使用的特点，其价值属性是个人及组织利益。但是公共服务与私人服务具有共同的属性，都是对需要迅速反应的特性之和。芬兰学者格罗鲁斯(Gronroos)认为服务质量是客户期望与实际感知的差值，差值越小，服务质量越好(万君等，2005)。美国国家医学会将卫生服务质量定义为在已有的医疗条件下获得的理想健康产出，具体包括技术质量和功能质量两个层面，前者与服务产出相联系，即顾客享用了什么服务，后者与服务过程相联系，即如何得到服务。Lehtinen 等人的定义与格罗鲁斯相呼应，提出产出质量与过程质量的含义(黄耀杰，2008；Carman，1990)。因此流动人口卫生服务供给既要关注供给过程，又要关注供给结果，PDCA 作为一种从过程到结果的全程质量控制工具对流动人口卫生服务供给尤为适用。

### 2. PDCA 对流动人口卫生服务供给流程的适用性

PDCA 流程管理为流动人口卫生服务供给问题提供了启示，PDCA 循环与流动人口卫生服务供给过程高度契合，其涵盖了流动人口卫生服务供给流程的决策、落实、绩效的三个层面(容志，2014)。计划阶段是根据流动人口需求和资源匹配能力制定决策，执行阶段与卫生服务的生产过程相对应，检查阶段及处理阶段与供给效果相对应。决策层是卫生服务供给主体根据流动人口需求制定目标，包括供给数量、供给质量及供给方式，其实质是明确供给资源的配置方向。比如中共中央、国务院于 2016 年 10 月 25 日印发并实施的《"健康中国 2030"规划纲要》明确提出继续实施完善国家基本公共卫生服务项目和重大公共卫生服务项目，加强疾病经济负担研究，适时调整项目经费标准，不断丰富和拓展服务内容，提高服务质量，使城乡居民享有均等化的基本公共卫生服务，做好流动人口基本公共卫生计划生育服务均等化工作，这个战略对卫生服务的供给范围、衡量标准和工作重心进行了制度安排。规划最终必须落到财务预算这个载体上，预算是根据服务标准具体分配给各项卫生服务的人、财、物，财政部、国家卫生健康委、国家医疗保障局、国家中医药管理局 2019 年联合发布《基本公共卫生服务补助资金管理办法》，从国家层面保证了资金支持。生产层负责卫生服务的精益生产，它与 PDCA 的执行阶段相对应，目前卫生服务生产既包括常规卫生服务还涵盖传染病防护服务，供给主体根据传染病的风险级别及区域差异选择有效率组合，尤其是要调动企业、社会组织和公民志愿供给的积极性。绩效层是卫生服务供给质量的监督与改进，它对应 PDCA 的检查和处理两个阶段。监督阶段运用关键绩效指标及平衡计分卡等评估工具考察卫生服务供给是否满足了流动人口的卫生需求，具体包括效率和效益两个维度的指标。效率衡量的是资源配置的优化程度，效益衡量的是流动人口对于卫生服务的满意程度。绩效评估不是目的，重要的是要处理偏差，因此绩效层还包括绩效结果应用和绩效改进辅导。总之，PDCA 模型从生产过程初始状态到最终绩效考察与流动人口卫生服务供给流程一一对应。

## (二)计划阶段：依据需求进行供给决策

### 1. 依据纵向与横向健康需求形成供给闭环

在纵向上根据国家健康促进战略及经济生产目标划分需求。一是常态化卫生服务。常态化卫生服务包括疾病预防与健康生活方式两方面，疾病预防是按照传染病及慢性病防控指南做好个人、家庭及工作场所的防控，健康生活方式涵盖营养饮食、适度运动、戒烟限酒、心理平衡四个维度。二是卫生应急服务。在应急卫生服务方面，卫生部门不仅要保留发热门诊和预检与分诊制度，还要规范卫生服务应急处置流程，企业也需要发挥配合作用，发现感染者立即安排定点医院就医，地方疾病控制中心启动应对预案并实行精准管控。三是心理卫生服务需求。融合障碍和卫生危机可能导致焦虑、紧张等心理应激反应，这就需要保证流动人口从权威媒体了解数据信息和科学防护知识，使其认识到恐惧、紧张和焦虑等情绪是正常的，鼓励流动人口与他人进行线上交流。同时，社区可以提供放松训练在线课程，对于患者、密切接触者、疑似患者、发热患者，可以由精神科医生、心理咨询师、社区医生提供线上咨询服务。四是职业卫生服务需求。在控制传染疾病的同时，关注流动人口的职业卫生条件，防治职业病是保证工业生产的前提。经济发展绝不意味着追工期、赶进度，因此要坚决杜绝企业利用流动人口居住于厂区的便利条件，运用计件工资引导员工加班加点。职业卫生监督部门在加大执法力度的同时要加强企业和劳动者的职业卫生知识培训，促使劳动者自觉遵守操作规程，佩戴防护用品。通过健康教育提升流动人口对职业卫生知识的知晓率，形成主动维权的意识，主动定期体检并减少职业危害因素的接触。在横向上需要关注特殊流动人口的需求：一是流动孕产妇的健康需求，运用互联网为线上保健教育服务赋能；二是流动儿童健康需求，家长应该主动向随迁儿童讲解与健康素养相关的科普知识，引导孩子合理作息，养成良好的卫生习惯，按时接种疫苗；三是流动老人的健康需求。流动老人作为易感人群亟须心理安抚服务。尤其需要关注有基础性疾病的流动老人，为其建立健康档案，地方营养健康周活动应该根据健康防护弱势群体需求开展活动。

### 2. 坚持健康优先，职能部门多维决策

在明确了健康促进和经济发展背景下的流动人口卫生服务需求后，接下来就要解决如何将满足流动人口健康需求作为优先发展战略，且需要将健康优先发展战略衍化为一系列可操作的法律、法规、政策和措施，相关部门依据健康战略划分职责任务，各司其职、协作配合。一方面在理念上坚持健康优先，核心要义是将健康纳入公共政策制定和实施的全过程。2014 年 9 月，美洲卫生组织首次提出创新公共政策的决策方法，将健康融入所有政策，通过跨部门的公共政策寻求协同效应，进而提高民众健康的公平性(王颖等，2018；Shankardass，2012)。无论是危机防控还是常态化经济生产，流动人口都是需要重点关注的健康风险群体，因此经济发展绝不是片面追求 GDP 增长，只有保证"健康红利"，才能获得经济效益。在顶层设计上要强调流动人口健康绝非卫生部门一家之责，健康的影响因素除了卫生服务以外，还包括社会心理、工作环境、居住环境、饮食习惯等。这些影响因素只有放在更高层面、更大视野里系统考量，才能得到有效解决。另一方面卫生部门是医疗卫生服务的核心提供者，但不意味着卫生部门是唯一的供给者，解决健康问题需要各部门的密切配合。这就需要中央政府在明确健康融入政策这个战略后，设立一个协同部门协调卫生部门与其他部门在健康政策制定过程中的分工，建立协同供给机制和问责机制。卫生部门负责卫生政策的制定及提供科学权威的信息，卫生健康委员会的流动人口服务中心就是专门研究流动人口健康影响因素的部门。经济发展部门通过市场准入、产业政策、财税政策淘汰健康环境不达标的制造企业，取消在降噪与毒害物质处理上不达标企业的政策补贴；食品管理部门监督工业园区食品加工的原料是否达标；住房部门严格执行流动人口宿舍采光及通风标准；新闻媒体要担负起倡导健康生活方式的责任；尤其是体育管理部门可以在流动人口聚集的工业园区重点建设

一批中小型体育场馆、健身活动中心、多功能球场、健身步道等设施，形成流动人口聚居区的健康生活圈；社会保险部门负责宣传普及新型农村合作医疗异地结算，将传染病检测纳入医疗保险，通过减少流动人口的卫生支出提高其利用卫生服务的积极性。

### (三)实施阶段：划分流动阶段精准供给

在卫生服务供给的实施阶段，根据流动人口所处阶段不同进行精准供给。首先，在流动前，侧重健康检查服务供给。流动前从源头保障健康人口的有序流动，在经济生产过程中，深度开发支付宝及微信小程序的健康码功能，凭健康"绿码"在国内亮码通行。健康码不仅降低了人员接触和纸质重复登记，而且可以不断迭代，同时为发放免费健康支持用具提供依据，保障流动人口在流动过程中的卫生需求。其次，在流动过程中侧重传染病防护服务供给。流动人口若无可疑症状，则可以根据健康码正常出行。如果出现可疑症状，就立即安排就近检测隔离与就医。流动人口个人需要保持良好的卫生习惯，室内空间可佩戴一次性医用口罩，保持手部卫生，乘车时建议佩戴手套，在旅途中尽量避免接触其他人员。运用卫生志愿者增强交通运输环节的卫生服务供给能力，比如安排志愿者在车站、机场、码头提供检测服务，进而减少流动人口在聚集区域的滞留时间。最后，在流动后阶段，以流入地作为供给主体提供健康维护服务。一是针对传染病防控需求推行无接触办公。以浙江红蜻蜓股份有限公司为例，该企业为防范交叉接触的传染风险，集团按照部门和工作环境的不同，分别采取手机 Wi-Fi 考勤、智能考勤机及蓝牙考勤等方式，推行生产与防疫并行的举措。除了监测体温与健康打卡等标准操作以外，无接触用餐也被列入防控规范，食堂进行定期定点消毒，要求员工分隔用餐及分批就餐。此外，还鼓励员工自带餐盒，为其配备加热设施。二是提供职业健康服务。流动人口工作时间长，劳动强度大，职业病与工伤事故发生概率高达 80% 以上，而且他们的劳动合同签订比例低、工伤保险参与的比例低、职业安全健康培训比例低以及赔偿救治保障待遇低，因此职业健康保护行动已被纳入《健康中国行动(2019—2030 年)》的专项行动。若要解决流动人口没有正规合同，没有上工伤保险，工作场所噪声超标、粉尘超标等问题，关键是要落实企业主体、政府主体和社会主体责任。国家卫生健康委员会职业健康司已经制定"三有一加强"政策，要求流入地政府要有职业安全健康培训，比如就业技能培训、社区公益性培训及劳动预备制培训，流动人口要依法签订并履行劳动合同，企业要为全部职工办理工伤保险，同时加强监察和救治救济力度。

## (四)检查阶段：全流程监测与预警机制

健康保健效果评估是经济运营的保障工作，只有对卫生服务供给的全流程进行检验才能找到质量改进的环节。CIPP 模型是基于泰勒生产管理思想开发的一种流程评估方法，涵盖四个维度的评估：背景评估、输入评估、过程评估及成果评估(Sopha，2020)。流动人口卫生服务供给检查阶段可以参考这个模型的思路，在前馈阶段进行卫生服务供给项目价值的评估，在中馈阶段进行卫生服务供给过程的评估，在反馈阶段进行卫生服务供给效果评估，如图 4-6 所示。

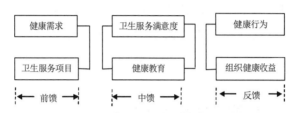

**图 4-6　流动人口卫生服务供给效果检测图**

首先，在前馈阶段检查卫生项目的必要性和可行性，通过线上线下问卷调查，了解流动人口健康促进的需求，根据群体特征及需求偏好确定提供哪类卫生服务，项目组针对浙江省三个地级市工业园区的调查显示心理健康、营养教育、预防常识是现阶段的核心需求。同时要对项目进行可行性分析，具体包括制定合理的供给目标和资源分配，尤其是在资源有限的情况下，需要根据项目的重要程度和紧急程度匹配资源。供给部门可以借鉴"项目评价矩阵"对卫生服务项目进行评价，该矩阵以"项目重要性"和"资源匹配度"作为评价依据，将项目分为"明星项目""问号项目""金牛项目"和"板凳项目"四类(Jurado，2020)。明星项目是指完全符合流动人口健康需求，而且时间紧迫，需要倾斜性配备资源的项目，比如无接触检测。问号项目是指重要程度高，但资源匹配能力不足的项目，比如传染病心理防护服务与营养教育。金牛项目是指项目需求紧迫性较低，但重要程度高，可以调动外部供给资源的项目，比如健康生活方式教育。板凳项目则指重要性和紧迫性均要求不高的卫生服务，而且资源配置尚不到位，可以暂缓实施的项目，比如流动人口计划生育服务项目。其次，在中馈阶段需抓住卫生服务供给过程中的关键节点，及时了解卫生服务的进展情况以及流动人口的评价，根据服务对象及一线服务人员的建议对后续项目进行修正，具体包括反应层即流动人口对卫生服务供给的满意度和学习层即流动人口健康素养的提升程度。满意度测量的是流动人口对卫生服务供给的主观感受，这种感受取决于流动人口主观期望。学习层评估主要评估流动人口在传染病防控和职业健康等方面接受健康教育后，其健康素养是否有提高，可以采用国际通用的健康素养评价量表 HLS-47 进行评价，具体了解流动人口在医疗保健素养、疾病预防素养和健康促进素养方面的表现(Wolf，2005)。最后，在反馈阶段从行为层和绩效层衡量供给效果。行为层评估主要是评估流动人口的健康行为是否改善，具体包括流动人口对健康习惯的态度和行为意向的改变，比如保持社交距离和使用公筷、公勺等。绩效层评估是从健康收益的角度衡量卫生服务供给效果(林政，2010)。在国家层面，健康收益来源于健康对生产力提升的影响。在社会层面，健康收益来源于能否最大程度地实现健康公平，防止健康贫困问题。在企业层面，流动人口健康状况直接关系到企业运行的效率和效果。在个人层面，健康收益体现在不仅使流动人口减少了因病误工时间，为其节省了医疗费用，而且使流动人口获得了新的人力资本投入机会。

## (五)处理阶段：卫生服务供给质量改进

处理阶段是对卫生服务供给问题的改进阶段，可以参考日本企业质量改善的经典做法 QFD，也被称作质量屋方法(刘鸿恩等，2000)。该方法强调将客户满意程度应用于服务流程的改善，流动人口卫生服务供给流程改善可以参照此思路(刘玉敏等，2004)。将流动人口健康需求分解到卫生服务供给的各个阶段中，基于层次分析法构建流动人口卫生服务供给的两个质量屋。第一个质量屋是客户价值的体现，即流动人口卫生服务供给需求的分解。第二个质量屋针对每项需求进行的流程分解，并逐一落实，二者形成的交叉矩阵就是具体的改进措施(刘士才等，2020)。这种思路在"健康码"服务的互认共享中发挥了明显作用，在传染病防控与复工复产双重背景下，健康码的互认互通问题可以应用质量屋进行流程优化。在杭州推行健康码后，全国各地的健康码纷纷上线，但是各地健康码无法互通共认，导致人口流动不便，阻碍了复工复产的进程。针对这个问题，在满足人口流动需求方面，国家提供了健康码跨省互认共享功能，流动人口在本地申请健康码后，全国一体化防疫平台对健康信息进行中介转换，从而实现异地健康通行码互认。如果本地没有健康码申请平台，那么可以直接在全国平台上申请健康码。在运营需求方面，健康通行码互认中的难点主要有两个：一是各地传染病防控形势和政策的不同；二是各地健康信息收集没有统一的数据格式规范。明确用户需求与运营需求后，第二个质量屋则从检测反馈、数据汇总、中介转换与技术实现四个流程具体落实，两个质量屋协同运行，逐一改善问题流程，如表 4-18 所示。流动人口卫生服务质量改进具体包括三步。第一步是提取需求并进行重要程度排序，健康码服务改善需求相对简单，只涉及流动人口跨区互认的需求及运营商如何统一数据规范的需求，对于流动人口卫生需求的整体提取则需要采用亲和图完成。对照健康中国战略规划为流动人口卫生服务绘制蓝图，通过问卷调查与访谈整理流动人口具体的卫生需求，并用模糊评价、熵权等方法对需求进行排序。第二步是抽取质量改善流程与特性，采用专家评价法将改善需求转换成具体的流程或者特性。以健康码互认为例，可以从检测反馈、数据汇总、中介转换、技术实现四个流程落实改进措施。第三步是构建改善需求与流程特性的关系矩阵，确定每项需求与每项流程的相关关系，○表示强相关，△表示中等相关，□表示弱相关，运用独立配点法对其进行数值化，○：△：□=5：3：1，每个流程特性的关系数值与改善需求的重要程度相乘得到流程特性的绝对重要程度，然后计算加权后的相对重要程度，从而得到流程特性的改进顺序。总之，质量改进策略的基本思路就是提取流动人口的卫生需求并了解需求的重要性排序，优先满足相对重要的需求，在操作过程中根据流程特性安排改进措施的推进顺序。

表 4-18 健康码互认需求质量屋

| 改善需求 | 流程特性 | | | |
| --- | --- | --- | --- | --- |
| | 检测反馈 | 数据汇总 | 中介转换 | 技术实现 |
| 用户需求：健康码跨区互认 | □ | △ | ○ | □ |
| 运营需求：统一数据标准 | | △ | | ○ |

# 六、流动人口卫生服务协同供给调节能力——约束保障

## (一)责任约束

### 1. 健康优先政策理念约束

卫生服务供给的主导者是政府，但不意味着流入人口的健康问题可以依靠卫生健康委员会单独解决，解决流动人口健康问题需要法律体系、发展战略、公共政策、产业政策、环境政策及体育运动的强大合力。健康中国战略落地的具体体现就是在公共政策领域贯彻健康优先理念，《"健康中国 2030"规划纲要》将健康优先作为实施健康中国战略的第一项原则，健康优先需要从宏观、中观及微观融入政策制定的过程。首先，要在法律制度与战略高度上明确健康优先的地位。在法律体系中制定有关卫生健康的母法规范，2020 年《中华人民共和国基本医疗卫生与健康促进法》的出台为制定单行法提供

了依据。发展战略中将健康放在经济发展之前，健康融入所有政策，覆盖全人群与全生命周期，重点关注以流动人口为代表的健康弱势人群,实行领导干部晋升"一票否决制"。在疾病谱由急性疾病向慢性疾病转变的背景下，健康优先政策强调大卫生理念，预防关口前移，加大对重点人群卫生服务的投入，流动人口卫生服务供给问题是健康优先治国方略的直接体现。其次，健全具体的健康优先政策，扩大卫生服务供给内容。强化慢性病及重大传染疾病防控服务，扶持健康产业发展，利用信贷、债券等金融工具支持企业和社会力量参与卫生服务供给。针对粗放式经济污染环境危害公民健康的问题，将健康损害列为政府绩效的"健康红线"实行严格的生态保护制度，推进基层社区和村镇的卫生整洁行动。政府监管企业严守健康优先的生产原则，并引导企业与务工者构建和谐健康的劳动关系，协商制定劳动强度、劳动时间、劳动报酬等问题。最后，培育个体的健康生活方式，普及合理膳食、健康作息、戒烟限酒、心理平衡的健康生活方式，在法律上明确个人是第一健康责任人，将健康教育纳入全民教育体系。

### 2. 供给绩效考评约束

(1) 绩效主体。目前，流动人口卫生服务绩效评估主要源于政府内部，虽然有自我考评、省际考评以及国家专项考评，在内部形成360°考评，但是并未脱离自上而下的内部考评窠臼。卫生服务供给的考评工具主要由政府掌握，上级政府通过工作时间、服务项目等查询条件进行工作量统计与真实性分析，从而审核服务项目资金使用规范性，为评估提供原始数据。但内部主体不能取代外部主体，尤其是流动人口作为卫生服务享用者天然具有评估权，其健康状况的客观改善和对卫生服务的主观满意程度才是最主要的评估指标。除此之外，企业、学校、社会、媒体等都拥有限定性考评权利，因此在同体考评外需要将异体考评纳入责任追究主体中。

(2) 评价标准与方法。绩效考评机制是依据评估指标监管流动人口卫生服务供给责任履行、责任考核和责任追究的完整链条。在评估标准上，过程评估要向结果评估转变，评估的标准不仅侧重于卫生服务供给主体制定了哪些政策，提供了哪些服务，资金如何运作，而应该着重衡量卫生服务是否满足了流动人口的健康需求。具体指标设计包括客观绩效和主观感受两个维度：一方面是卫生服务的直接产出，比如流动人口获得了多少医疗卫生救助、流动人口职业病下降比率、流动人口预防接种率、流动老人慢性病建档率；另一方面是卫生服务的间接产出，比如流动人口的社会融合程度、流动人口的身心健康改善程度等。在考评方法上，应用专业绩效评估工具。对标健康中国战略，根据战略目标逐步分解出流动人口卫生服务供给的目标和指标，引入企业管理的成熟考评工具，应用熵权法、层次分析评价法、复合满意度测评法及标杆管理方法制定评估标准，根据指标和标准利用抽样调查及大数据分析评估卫生服务的供给效果，比如流入地政府利用中国移动统计数据分析流动人口就医选择行为。

### 3. 绩效结果运用

绩效评估本身不是目的，其目标在于通过流动人口卫生服务供给结果考评过程引导供给主体的行为，因此绩效考评的结果不能束之高阁，否则无法完成责任从界定到履行再到追究的闭环约束功能，不仅导致责任机制失去约束功能，而且将使供给主体失去积极性。具体操作可以从三个方面入手：一是面向供给部门的评估结果应用。将评估结果作为政府供给部门的财政预算和资源配置依据，对试点地区进行供给效果评估，对流动人口卫生服务供给效果好的试点地区予以转移支付和药具经费倾斜。对健康企业评估中的优秀企业给予税率和保险费率的优惠，对考评优秀的志愿供给组织给予政策和资金扶持。二是将评估结果作为基层卫生服务供给人员薪酬待遇的调整依据。根据签约率和服务质量设计浮动费率，引导供给人员改善消极供给行为。三是将评估结果作为改进供给措施的依据。通过评估结果找到流动人口卫生服务供给流程中的薄弱环节，针对薄弱环节制定有针对性的措施。

## (二)政策配套

### 1. 医疗保险政策配套

医疗保险政策是通过互助制度化平台共担医疗卫生费用，增进全民健康公平的一种公共政策，大数原则是其运行的前提，但现实是我国存在多种医疗保险类型，各类医疗保险存在明显的受益差距。流动人口多为农业转移人口，新型农村合作医疗是其主要的医疗保险类型，要解决其卫生服务供给问题，必须配套解决其医疗保险问题。第一，要加快医疗保险类型的整合，全面落实异地结算。流动人口虽然有新型农村合作医疗保障，但是与城镇职工医疗报销水平存在明显差距，因此需要推进统一城乡医疗保险缴费金额、报销水平和医疗待遇，取消专门针对农民工的医疗保险类型，将流动人口纳入居住地医疗保险系统。同时打破传统医疗保险制度的地域区隔，增强流动人口享用医疗卫生服务的便利性。第二，完善医疗保险支付方式，扩大医疗保险支付范围。医疗保险机构需要转变消极付费方式，主动代表参保者与供给者谈判，实现规模购买的优势，通过按病种付费方式防止过度医疗与诱导医疗。同时增加医疗保险的涵盖内容，目前门诊已被纳入医疗保险，未来需要将卫生服务项目纳入医疗保险，通过利益引导资金向卫生服务领域倾斜。第三，医疗保险需要发挥托底作用。针对低收入流动人口，防止其健康致贫或健康返贫：一方面对贫困流动人口给予卫生保健补贴，促使其参加保险并积极预防疾病；另一方面发挥医疗救助的作用，对因为大病陷入贫困的流动人口，设立自付封顶额度。

### 2. 居住证政策

2016年国务院颁布《居住证暂行条例》，以法规助推新型城镇化，推进城镇基本公共服务和便利向常住人口全覆盖，《居住证暂行条例》明确流动人口享有基本卫生服务的权利。居住证政策是流动人口享用居住地医疗卫生服务的依据，目前已经实行六年，但是仍然有可以升级改进之处。首先，居住证申领条件可以继续放宽，在人口红利逐年下降的条件下，各地开始"抢人大战"，对居住证申领的居住年限已经从一年下降到六个月，部分地区甚至取消六个月的居住限制，只要有稳定就业或者稳定住所就可以申请居住证。其次，管理环节可以推行居住证电子化，提升流动人口服务的信息化水平。依托公安系统大数据和"一网通办"平台推行电子居住证，在线办理居住登记、证明上传及核验真伪，流动人口每年签注后自动生成新的电子居住证。最后，居住证的积分落户条件也需要逐步放宽。目前，多数流入地政府已经修订了积分落户分值，通过下调积分分值，吸引更多的流动人口落户本地，尤其是具有技能的流动人口，这个政策导向有利于弥合流动人口与户籍人口卫生服务享用的差距。

### 3. 城市人口布局政策

流动人口卫生服务依靠人、财、物等资源的保障，那么流动人口卫生服务供给必须考虑城市或城市群的人口布局政策。人力资源是第一资源，人口流入除了考虑经济发展因素以外，还需要考虑资源环境的承载能力与人民幸福指数等变量的影响。人口的迁移因素主要为经济因素，京津冀、珠三角及长三角是我国流动人口集中地，流入人口聚集区需要整体规划本区域的经济社会发展规划与人口吸纳能力。比如，参考《长三角地区人口流动与经济社会协调发展研究》的做法，浙江省根据"生态浙江"发展战略、GDP增长率及就业弹性等测算人口流入规模，同时考虑流动人口规模呈现减速增长趋势，制定省内人口布局规划。从经济发展的角度，根据目前浙江省流动人口数量减速增长的态势，浙江省不仅不能限制人口的流入，反而要吸纳更多的流动人口。除去经济因素，人口布局政策还要考虑本地产业升级规划，了解具体的人员缺口，根据产业转型升级需要吸纳人口。人口规划不仅要考虑经济要素，还要考虑资源与环境等要素的限制条件，这就需要跨区域协调产业布局，依靠公共设施及公共服务供给实现区域均衡发展。

### 4. 创新供给方式

既然政府只是主导战略方向，负责制定政策及供给基本卫生服务，政府不是唯一的卫生服务生产主体，那么政府就要提供宽松的政策环境，允许各类供给主体创新供给方式。首先，在筹资上对创新者予以支持，若要扩大卫生服务供给范围，则要有配套资金支持。在政府财政有限的情况下，针对非基本卫生服务可以探索不同的筹资方案，企业和个人可以根据自身经济能力选择不同档次的卫生服务保健合同，比如深圳市针对流动人口在社区卫生服务中提供两种类型的合同：一种是每年缴纳35元享受免费体检、健康咨询、优先就诊服务；另一种是每年缴纳75元，加入血尿常规、妇科检查、B超检查、化验和注射优惠服务。其次，在供给方式上尝试将卫生券模式引入卫生服务供给中，公民持有卫生券，卫生券随人流动，社区卫生服务中心出售期权，依据期权定价模型为社区卫生服务定价，利用中国卫生统计年鉴数据按人头测算期权费。最后，在创新过程中要允许试错，可以通过试点示范的方式，给予试点地区政策支持，试验成功后推广创新供给方式。

## (三)法律保障

健康中国战略实施以法律体系为保障，法律融入健康促进的各个领域才能为流动人口维护健康权益提供正式途径。

### 1. 法规制定

(1) 卫生服务一般性法规。流动人口作为国家公民，其健康权益受到卫生服务通用法规的保障。我国政府卫生服务事权与财权划分法律依据主要为《中华人民共和国地方各级人民代表大会和地方各级人民政府组织法》《国务院关于实行分税制财政管理体制的决定》《关于完善省以下财政管理体制有关问题的意见》，这些法律是基于行政分权制定的规章制度，并未对卫生服务供给责任进行专业法律规范，这类政策性文件不仅属于下位法，法律约束力有限，而且变动性强。尽管2018年国务院印发了《医疗卫生领域中央与地方财政事权和支出责任划分改革方案》，具体明确了责任划分的内容，但是法律效力仍然没有改变。对于卫生服务供给事权与财权的规范，可以参照西方国家使用宪法和法律法规的方式予以明确，而不是依靠政策性及纲领性文件。2020年1月我国颁布了第一部医疗卫生基本法——《中华人民共和国基本医疗卫生与健康促进法》，为健康中国战略提供了法律依据，明确规定倡导健康生活、供给卫生服务、建设健康环境及发展健康产业是政府的法定责任，在上位法中明确划分供给责任和财政资源匹配方式。

(2) 流动人口健康权益专门性法规。为了探索流动人口健康保障的有效途径，除了一般性法规以外，还需要针对流动人口的特殊需求制定专门的法律法规。2010 年，卫生部决定组织开展农民工健康关爱工程项目试点，卫生部发布《卫生部办公厅关于开展农民工健康关爱工程项目试点工作的通知》，针对健康教育、健康档案、艾滋病、梅毒、乙肝母婴阻断项目、结核病防治、子女免疫规划及职业病防治服务开展专项关爱。流动人口的工作场所多为制造业和服务业，其工作环境面临健康风险，尤其需要健全职业健康的法律规范体系。2001 年，国家出台《中华人民共和国职业病防治法》，相关政府部门出台了配套政策，卫生部配套出台了《职业病危害事故调查处理办法》及《职业病诊断与鉴定管理办法》，劳动与社会保障部出台了《职工工伤与职业病致残程度鉴定标准》，安全生产监督管理部门出台了《国家安全监管总局关于推进安全生产与职业健康一体化监管执法的指导意见》及建筑、化工、矿山行业的职业操作规范。在部委职能调整后，安全生产监督管理职能已被并入卫生健康委员会，但专门性法规制定不只限于卫生健康委员会，因此国家卫生和计划生育委员会、中央社会治安综合治理委员会办公室、国务院农民工工作领导小组办公室、民政部、财政部共同出台了《关于做好流动人口基本公共卫生计生服务的指导意见》。为了保证指导意见的落实，结合《全民健康素养促进行动规划(2014—2020 年)》，国家卫生和计划生育委员会于 2016 年出台了《流动人口健康教育和促进行动计划(2016—2020)年》明确规定未来一个时期我国流动人口健康促进目标和任务。

**2. 权益维护**

(1) 权利构成。流动人口作为国家公民拥有免费享有 14 项基本卫生服务的权利。流动人口作为职业伤害的重点人群享有 6 项保护权利：用人单位有责任为务工者提供职业卫生培训；用人单位有责任提供岗前适应性检查、在岗期间的职业病检查及离岗期间健康损害检查；用人单位有义务签订正规劳动合同，对职业病危害及防护有告知义务；用人单位必须提供职业防护措施和用品；务工者有权参与组织民主管理，有权拒绝"具有职业危害"的作业，对违反职业病防治法的行为有检举和控告权。

(2) 维护途径。卫生服务供给法律规范是静态的，只有通过国家机器的强制力才能保证卫生服务法律体系正常运转。首先，流动人口对于与自身健康相关的各项法律规章制度具有知情权和参与权。制定流动人口健康权益法律法规需要将流动人口纳入听证制度，流动人口有权表达其合法权益和诉求。同时，流动人口有权参与用人单位职业卫生工作的民主管理，对职业病防治工作提出意见和建议。其次，流动人口对危害自身健康权益的行为具有监督权。通过工会与企业就职业危害进行协商，如果协商不成，那么可以通过信访渠道进行投诉举报或者申请劳动仲裁部门予以仲裁。对仲裁结果不满意，可以依据《中华人民共和国劳动合同法》及《中华人民共和国基本医疗卫生与健康促进法》提起诉讼。最后，限于流动人口自身社会经济能力，其维权意识淡薄，政府部门要主动履行监管职能。针对一般性卫生服务追究社区卫生服务中心供给责任，针对突出的职业卫生问题，进行定期居住环境与工作环境监察，从企业劳动强度、职业病和工伤事故、劳动合同规范度、购买工伤保险、职业安全健康培训及工伤赔偿与救治六个方面进行具体监管。

# 第五部分

研究结论与研究附录

# 一、研究结论

## (一)协同度的发展趋势呈上升态势，但整体处于不协同状态

根据协同度的测量结果，流动人口卫生服务协同度自 2015 年开始呈上升态势，这与实践中政府的顶层政策走向趋于一致。2014 年，卫生和计划生育委员会发布《关于做好流动人口基本公共卫生计生服务的指导意见》强调公共卫生服务均等化必须覆盖流动人口。2015 年 12 月，国务院通过了《居住证暂行条例》，将基本卫生服务列入流动人口必须获得的六项公共服务之一。2016 年，国务院发布《"健康中国 2030" 规划纲要》明确将流动人口列入健康服务重点关注群体。但是根据流动人口卫生服务协同度等级及评价标准，流动人口卫生服务供给在 2015 年、2016 年、2017 年均处于不协同形态，这说明虽然流动人口的健康问题已经获得顶层关注，政府制定了保障其健康权益的各项政策，但是在政策的落实过程中，主体责任不明、配套资源不到位及流程操作规范不明仍然制约着政策的实行效果，因此流动人口卫生服务供给并未显现出协同效应。

## (二)目标协同呈现先上升后下降的趋势，利益协同则稳步提升

根据协同度的测量结果，目标协同子系统有序度在 2016 年达到峰值，这说明在国家决策层制定清晰的政策后，流动人口在基本公共卫生服务方面的获得数量在逐年提升。2017 年目标协同有序度变小的原因在于政府组织机构的变革，计划生育职能被弱化后计划生育服务减少，因此影响了流动人口卫生服务获得的数量。随着未来预防保健类服务供给的加强，流动人口卫生服务获得数量的发展趋势需要后续数据的持续观察。2017 年利益协同子系统的有序度在所有子系统里面数值最大，这说明政府、社会、企业对流动人口健康利益具有共识，流动人口的健康不仅能带来直接收益，同时还会产生间接收益，比如因为健康而获得了人力资本的投资机会，这种新的投入将为国家、社会、企业创造更多的收入。

## (三)资源协同、主体协同和流程协同是协同度改善的焦点策略

协同度测量实证结果表明利益相关者认识到流动人口健康对经济和社会发展的作用，但资源协同系统、主体协同系统及流程协同系统仍然制约着整个系统的协同发展，其中主体协同与资源协同是制约协同优化的关键要素，原因在于政策落实需要资源、主

体和流程的协同作用。流动人口卫生服务需求的满足需要经过三个阶段：一是投入阶段，即资源协同，公共财政通过预算提供人、财、物；二是供给阶段，即主体协同与流程协同，卫生服务供给部门组织各类主体进行生产；三是享用阶段，即目标协同，根据流动人口卫生服务的享用数量和质量判断供给效果。因此不解决投入和生产的问题，自然无法实现促进流动人口健康的目标。根据流动人口卫生服务协同供给系统的协同度测量结果，需要从资源协同、主体协同与流程协同三个方面思考解决策略，进而整合碎片化的供给状况，切实提高供给效率。在资源协同方面，一是落实常住人口数量作为资源匹配基本依据。2015 年《政府工作报告》中明确提出以常住人口作为财政分成的依据，具体落实措施就是根据本地常住人口数量编制地方和部门预算，将流动人口纳入公共财政的覆盖范围。二是可以运用地理分析技术制定具体的资源配置依据。常住人口数量只是资源匹配的一个粗放型依据，在实践中除了常住人口数量以外，还需要利用地理分析技术掌握卫生服务享用的微观空间分布，政府可以根据流动人口卫生服务享用数量和健康结果的地理差距向具体区县、社区及工业园区精准匹配资源，比如社区卫生服务中心、中小型体育场馆、健身活动中心等物质设施和协管员及医务社工等人力资源。在主体协同方面，流动人口健康的利益相关者主要包括两类利益主体。一类是政府内利益相关者，中央政府根据健康收益明确划分流入地与流出地的供给责任，流出地与流入地政府根据流动人口迁移前、迁移中和迁移后不同的健康需求匹配卫生服务，同时利用信息技术由内而外实现供给部门条块协同；另一类是政府外利益相关者协同供给，流动人口多元化的需求需要发挥企业、社区、非营利组织、志愿者、本地居民及媒体的联动作用。部分受雇于企业的流动人口不仅有购买健康服务的需求，而且愿意支付相应的成本，因此政府除了提供基本卫生服务以外，未来还需要将保健类卫生服务纳入医疗保险。企业也有义务改善流动员工的工作环境，并将购买职业保健服务纳入企业激励体系。具有专业知识的医务社工则可以通过卫生志愿服务来弥补政府和企业供给能力的不足。在流程协同方面，流动人口卫生服务供给需要构建决策、生产、绩效的全流程供给。决策阶段是卫生服务供给主体根据流动人口需求制定目标，包括供给数量、供给质量及供给方式，其实质是明确供给资源的配置方向，制定流动人口卫生服务供给的行动纲要。生产阶段负责卫生服务的精益生产，卫生服务生产既包括常规卫生服务还包括拓展型服务，尤其是要依靠健康产业市场提高预防保健服务的供给效率。绩效环节是卫生服务供给质量的监督与改进，运用关键绩效指标及平衡计分卡等评估工具考察卫生服务供给是否满足了流动人口的健康需求，改进阶段可以参考企业质量改善的经典做法 QFD，将流动人口满意程度贯穿于供给流程的始终。

# 二、专题研究

## (一)流动人口卫生服务供给协同度测度研究

根据健康中国这个现实背景构建流动人口卫生服务协同供给的理论模型；从主体协同、资源协同、利益协同、流程协同与目标协同五个维度提取协同指标和观测变量。基于复合系统模型建构流动人口卫生服务供给协同度的测度模型，并以2015—2018年《中国卫生健康统计年鉴》及2014—2017年流动人口动态监测数据为依据进行实证研究。研究结果表明：流动人口卫生服务供给协同度发展趋势呈上升态势，但整体仍然处于不协同状态；利益协同呈现稳定上升态势；目标协同呈现先上升后下降的趋势；资源协同、主体协同和流程协同是制约协同发展的关键要素。

## (二)企业社会责任、卫生服务与流动人口健康

流动人口是落实健康中国战略亟须关注的重点人群，企业卫生服务供给是落实健康中国的"细胞"工程建设，在企业中开展流动人口健康促进活动，既有利于预防其职业危害，又便于评估和改善其整体健康，本研究探析了企业社会责任对流动人口健康结果的影响，检验了企业卫生服务的中介作用与政府监管的调节作用。实证结果发现以下几点内容。

(1) 企业社会责任履行的程度越高，流动人口健康结果越好，表明企业社会责任是影响流动人口健康的关键因素。

(2) 企业卫生服务在企业社会责任对流动人口健康的影响中起部分中介作用，企业社会责任的履行可以通过企业卫生服务对流动人口健康产生正向影响。

(3) 政府监管对流动人口健康具有促进作用，政府监管对企业社会责任与流动人口健康的关系没有调节作用，但对企业卫生服务与流动人口健康的关系有负向调节作用。研究结论对企业通过改善卫生服务履行社会责任进而促进流动人口健康提供了经验借鉴。

## (三)包容性发展与流动人口公共服务公平

包容性发展的核心要义在于通过稳定的制度安排让每个人都有自由平等发展的机会，让更多的人享受发展与改革的成果。包容性发展是流动人口公共服务供给的逻辑导

引，流动人口公共服务公平供给是对包容性发展理念的实践。包容性发展的逻辑框架包括发展主体、发展内容、发展过程和发展结果。流动人口公共服务公平供给应该在发展主体上平衡流动人口与户籍人口的差距，在发展内容上解决基本公共服务与非基本公共服务的供给缺失，在发展过程中优化供给程序，最终实现流动人口对公共服务尤其是基本公共服务的均等化享受这个发展结果。

### (四)新型冠状病毒肺炎与流动人口复工意愿研究

目的：探讨新型冠状病毒肺炎防控背景下流动人口复工意愿及影响因素，为提高企事业复工率提供参考。

方法：于2020年2月19日至2月24日基于问卷星采用滚雪球抽样法邀请研究对象共获得1092份有效问卷，从计划行为理论角度出发采用Logistic回归分析流动人口复工意愿及其影响因素。

结果：流动人口的焦虑感、职业暴露风险、有无房贷(房租)与流动人口复工意愿呈显著负相关($P<0.05$)，而抗压能力、肢体消毒频率、用人单位是否提供医用口罩、工作场所人员密集度、出差频率、子女数量、流动距离与流动人口复工意愿呈显著正相关($P<0.05$)。此外，男性流动人员的复工意愿显著大于女性($P<0.05$)。

结论：政府及相关部门可以通过加大流动人口经济补偿，进一步提高新型冠状病毒肺炎知识宣传力度，加强流动人口的心理指导，用人单位也应该关注流动人口的工作安全，实行复工前的隔离和复工后的检查，以及减少不必要的出差和人员聚集，也可以实行线上办公与线下办公相结合。

### (五)社会支持与流动人口主观幸福感研究

通过研究社会支持对流动人口主观幸福感的影响，为提高这一特殊人群的生活积极性、社会的和谐发展提供参考性意见。

方法：于2019年9月至11月对上海市四个区1 950位流动人口进行调查，并通过多元线性回归、结构方程模型等方法，从社会支持、健康角度去分析流动人口的主观幸福感的影响因素。

结果：上海市流动人口的主观幸福感得分为3.91分，得分较高。此外，多元逐步回归分析发现，情感支持、社交支持、实际支持对流动人口的主观幸福感影响较大($P<0.05$)，其中情感支持对流动人口的主观幸福感起到了更为积极的影响作用。心理、

生理健康中介效应得分为 0.097 分、0.124 分，存在中介作用。

结论：社会支持对流动人口主观幸福感有正面作用，而且健康作为中介变量作用显著。流动人口主观幸福感的提升可以通过加强实际支持、改善健康状况等方式，需要政府、社会组织、流动人口群体本身的共同努力。

# 三、研究成果

本项目最终研究成果中已有 5 篇论文发表在《浙江社会科学》《理论导刊》《重庆社会科学》《医学与社会》等核心期刊上，1 篇论文发表于 SSCI 一区期刊 *FRONTIERS IN PSYCHOLOGY* 上，1 篇论文发表于 SCI 期刊 *BMC Public Health* 上，2 篇论文被《中国人口报》转载。

# 参 考 文 献

## 1. 图书

[1] 萨拉蒙. 公共服务中的伙伴：现代福利国家中政府与非营利组织的关系[M]. 田凯，译. 北京：商务印书馆，2008.

[2] 谢里尔·西姆拉尔·金，卡米拉·斯蒂福斯. 民有政府：反政府时代的公共管理[M]. 马俊，译. 北京：中央编译出版社，2010.

[3] 陈振明，等. 公共服务导论[M]，北京：北京大学出版社，2011.

[4] 国家卫生和计划生育委员会流动人口司. 中国流动人口发展报告 2016[M]. 北京：中国人口出版社，2016.

[5] 国家卫生和计划生育委员会流动人口司. 中国流动人口发展报告 2017[M]. 北京：中国人口出版社，2017.

[6] 国家卫生和计划生育委员会流动人口司. 中国流动人口发展报告 2018[M]. 北京：中国人口出版社，2018.

[7] 凌莉，萨拉，张术芳，等. 中国人口流动与健康[M]. 北京：中国社会科学出版社，2015.

[8] 国家人口和计划生育委员会流动人口服务管理司. 流动人口理论与政策综述报告[M]. 北京：中国人口出版社，2010.

[9] 李鲁. 社会医学[M]. 北京：人民卫生出版社，2012.

[10] 卡麦兹. 建构扎根理论：质性研究实践指南[M]. 边国英，译. 重庆：重庆大学出版社，2009.

[11] 李霜，张巧耘. 工作场所健康促进理论与实践[M]. 南京：东南大学出版社，2016.

[12] 黄群慧，钟宏武，张蒽，等. 企业社会责任蓝皮书：中国企业社会责任研究报告[M]. 北京：社会科学文献出版社，2019.

[13] Haken H. Synergetics: An Introduction[M]. Berlin: Springer-Verlog，1997.

[14] 齐二石，霍艳芳. 工业工程与管理[M]. 北京：科学出版社，2011.

## 2. 英文期刊

[1] Jun H. Corporate Social Responsibility and Health and Safety at Work[J]. Korean Lawyers Association Journal, 2010, 59(10): 144-185.

[2] Crinis V. Sweat or No Sweat: Foreign Workers in the Garment Industry in Malaysia[J]. Journal of Contemporary Asia, 2010, 40(4): 589-611.

[3] Martinez O, Wu E, Sandfort T. Evaluating the Impact of Immigration Policies on Health Status Among Undocumented Immigrants: A Systematic Review[J]. Journal of Immigrant and Minority Health, 2015, 17(3): 947-970.

[4] Fazel M, Stein A. The mental health of refugee children[J]. Archives of Disease in Childhood, 2002, 87(5): 366-370.

[5] Liang Z, Ma Z D. China's floating population: New evidence from the 2000 census[J]. Population and Development Review, 2004, 30(3): 467-488.

[6]    Zhang W, Ta V M. Social connections, immigration-related factors, and self-rated physical and mental health among Asian Americans[J]. Social Science & Medicine, 2009, 68(12): 2104-2112.

[7]    Heide C, Holmes S M, Madrigal D S. Immigration as a Social Determinant of Health[J]. Annual   Review Public Health, 2015, 36(1): 375-392.

[8]    Lam J, Yip T, Gee G. The Physical and Mental Health Effects of Age of Immigration, Age, and Perceived Difference in Social Status Among First Generation Asian Americans[J]. Asian American Journal of Psychology, 2012, 3(1): 29-43.

[9]    Takeuchi D T, Zane N, Hong S. Immigration-related factors and mental disorders among Asian Americans[J]. American Journal of Public Health, 2007, 97(1): 84-90.

[10]   Ladin K, Reinhold S. Mental Health of Aging Immigrants and Native-Born Men Across 11 European Countries[J]. Journals of Gerontology Series B-Psychological Sciences and Social Sciences, 2013, 68(2): 298-309.

[11]   Wang Y, Do D P, Wilson F A. Immigrants' Use of eHealth Services in the United States, National Health Interview Survey, 2011-2015[J]. Public Health Reports, 2018, 133(6): 677-684.

[12]   Ortega A N, Fang H, Perez V H. Health care access, use of services, and experiences among undocumented Mexicans and other Latinos[J]. Archives of Internal Medicine, 2007, 167(21): 2354-2360.

[13]   Sommers B D. Stuck between Health and Immigration Reform - Care for Undocumented Immigrants[J]. New England Journal of Medicine, 2013, 369(7): 593-595.

[14]   Zhu Y P, Yue J L. Policy participants, policy formulation and the improvement of the medical and health conditions of the floating population: the path of the policy network[J]. Journal of Public Administration, 2014, 7(4): 46-66, 183-184.

[15]   Zhao Y, Kang B, Liu Y. Health insurance coverage and its impact on medical cost: observations from the floating population in China[J]. Plos One, 2014, 9(11): e111555.

[16]   Cai X, Yang F, Bian Y. Gap analysis on hospitalized health service utilization in floating population covered by different medical insurances: case study from Jiangsu Province, China[J]. Int J Equity Health, 2019, 18(1): 84.

[17]   Salamon L M. America's Nonprofit Sector: A Primer. [M]. New York: The Foundation Center, 1999.

[18]   Mu Q. How to understand volunteer service and volunteer spirit[J]. Journal of Beijing Youth Politics College, 2005, 3: 9-12.

[19]   Akintola O. What motivates people to volunteer? The case of volunteer AIDS caregivers in faith-based organizations in KwaZulu-Natal, South Africa[J]. Health Policy and Planning, 2011, 26(1): 53-62.

[20]   Tang F Y. Late-Life Volunteering and Trajectories of Physical Health[J]. Journal of Applied Gerontology, 2009, 28(4): 524-533.

[21]   Sundram F, Corattur T, Dong C. Motivations, Expectations and Experiences in Being a Mental Health Helplines Volunteer[J]. International Journal of Environmental Research and Public Health, 2018, 15(10): 13.

[22]   Burbeck R, Low J, Sampson E L, et al. Volunteer activity in specialist paediatric palliative care: a national survey[J]. Bmj Supportive & Palliative Care, 2015, 5(3): 287-293.

[23] Xu B. Delivery of ambulance service by volunteers in Victoria, Australia: an ethical dilemma?[J]. Journal of Medical Ethics, 2008, 34(10): 704-705.

[24] Beck L, Ajzen I. Predicting dishonest actions using the theory of planned behavior[J]. Journal of Research in Personality, 1991, 25(3): 285-301.

[25] Fishbein M. Theory-based Behavior Change Interventions: Comments on Hobbis and Sutton[J]. Journal of Health Psychology, 2005, 10(1): 27-31.

[26] Duan W T, Jiang G R. Review on the Theory of Planned Behavior[J]. Advances in Psychological Science, 2008, 2: 315-320.

[27] Akman I, Mishra A. Green Information Technology Practices among IT Professionals: Theory of Planned Behavior Perspective[J]. Problemy Ekorozwoju, 2014, 9(2): 47-54.

[28] Hobbs N, Dixon D. Testing the causal structure of the Theory of Planned Behaviour (TPB) in physical activity behaviours[J]. Psychology & Health, 2008, 23: 143-144.

[29] Witzling L, Shaw B, Amato M S. Incorporating Information Exposure Into a Theory of Planned Behavior Model to Enrich Understanding of Proenvironmental Behavior[J]. Science Communication, 2015, 37(5): 551-574.

[30] Marsden K E, Ma W J, Deci E L. Diminished neural responses predict enhanced intrinsic motivation and sensitivity to external incentive[J]. Cognitive Affective & Behavioral Neuroscience, 2015, 15(2): 276-286.

[31] Carpenter J, Myers C K. Why volunteer? Evidence on the role of altruism, image, and incentives[J]. Journal of Public Economics, 2010, 94(11-12): 911-920.

[32] Thoits P A, Hewitt L N. Volunteer work and well-being[J]. Journal of health and social behavior, 2001, 42(2): 115-131.

[33] ChaHeewon. The Effect of Social Capital and Interpersonal Communication on the Posthumous Organ Donation Intentions: Application and Expansion of the Theory of Planned Behavior[J]. Korean Journal of Journalism & Communication Studies, 2010, 54(6): 173-198.

[34] Dowd K, Burke K J. The influence of ethical values and food choice motivations on intentions to purchase sustainably sourced foods[J]. Appetite, 2013, 69: 137-144.

[35] Escalas J E. Self-referencing and persuasion: Narrative transportation versus analytical elaboration[J]. Journal of Consumer Research, 2007, 33 (4): 421-429.

[36] Ajzen I, Thomas,M.J. Prediction of goal-directed behavior: Attitudes, intentions, and perceived behavioral control[J]. Journal of Experimental Social Psychology, 1986, 22(5): 453-474.

[37] Greenslade J H, White K M. The prediction of above-average participation in volunteerism: A test of the theory of planned behavior and the volunteers functions inventory in older Australian adults[J]. Journal of Social Psychology, 2005, 145(2): 155-172.

[38] Tiraieyari N, Krauss S E. Predicting youth participation in urban agriculture in Malaysia: insights from the theory of planned behavior and the functional approach to volunteer motivation[J]. Agriculture and Human Values, 2018, 35(3): 637-650.

[39] Hyde M K, Knowles S R. What predicts Australian university students' intentions to volunteer their time for community service?[J]. Australian Journal of Psychology, 2013, 65(3): 135-145.

[40] Lee H. Investigating the theory of planned behavior's application to predicting volunteer activity among college students majoring social welfare[J]. Korean Journal of Social Welfare Education, 2017, 40: 59-78.

[41] Ling W H, Chui W H. Students' Willingness for Future Volunteering in Hong Kong[J]. Voluntas, 2016, 27(5): 2311-2329.

[42] Brayley N, Obst P L, White K M. Examining the predictive value of combining the theory of planned behaviour and the volunteer functions inventory[J]. Australian Journal of Psychology, 2015, 67(3): 149-156.

[43] Marta E, Manzi C, Pozzi M. Identity and the Theory of Planned Behavior: Predicting Maintenance of Volunteering After Three Years[J]. Journal of Social Psychology, 2014, 154(3): 198-207.

[44] Kao C P, Chien H M, Lin K Y. Participation in Science Service: Factors Influencing Volunteers' Intentions[J]. Journal of Social Service Research, 2019, 45(3): 309-318.

[45] Stern P C D T, Abel T. A value－belief－norm theory of support for social movements: The case of environmental concern[J]. Human Ecology Review, 1999, 6: 81-97.

[46] Merrilees B, Miller D, Yakimova R. Volunteer Retention Motives and Determinants across the Volunteer Lifecycle[J]. Journal of Nonprofit & Public Sector Marketing, 2020, 32(1): 25-46.

[47] Hu Y. Why Do They Help People with AIDS/HIV Online? Altruistic Motivation and Moral Identity[J]. Journal of Social Service Research, 2020, 46(3): 345-360.

[48] Jiranek P, Kals E, Humm J S. Volunteering as a Means to an Equal End? The Impact of a Social Justice Function on Intention to Volunteer[J]. Journal of Social Psychology, 2013, 153(5): 520-541.

[49] Dennis B S, Buchholtz A K, Butts M M. The Nature of Giving A Theory of Planned Behavior Examination of Corporate Philanthropy[J]. Business & Society, 2009, 48(3): 360-384.

[50] Sanchez M, Lopez-Mosquera N, Lera-Lopez F. An Extended Planned Behavior Model to Explain the Willingness to Pay to Reduce Noise Pollution in Road Transportation[J]. Journal of Cleaner Production, 2018, 177: 144-154.

[51] Zhou Z M, Zhang J L, Xiong Y P. How introverted personality traits affect knowledge sharing behavior in online brand communities[J]. Nankai Business Review, 2014, 17(03): 19-29.

[52] Chen P Y, Luo J J. The Composition of Personality Ecology and Its Influence on Ecotourism Behavior[J]. Guizhou Social Sciences, 2017, 2: 104-110.

[53] Claxton-Oldfield S, Claxton-Oldfield J, Paulovic S. Personality Traits of British Hospice Volunteers[J]. American Journal of Hospice & Palliative Medicine, 2013, 30(7): 690-695.

[54] McCrae R R, John O P. An introduction to the five-factor model and its applications[J]. Journal of personality, 1992, 60(2): 175-215.

[55] Omoto A M, Snyder M, Hackett J D. Personality and Motivational Antecedents of Activism and Civic Engagement[J]. Journal of Personality, 2010, 78(6): 1703-1734.

[56] Paterson H, Reniers R, Voellm B. Personality types and mental health experiences of those who volunteer for helplines[J]. British Journal of Guidance & Counselling, 2009, 37(4): 459-471.

[57] Carlo G O M A, Knight G P, et al. The interplay of traits and motives on volunteering: agreeablenessextraversion and prosocial value motivation[J]. Personality and individual differences, 2005, 38(6): 1293-1305.

[58] Rek I, Dinger U. Who Sits Behind the Telephone? Interpersonal Characteristics of Volunteer Counselors in Telephone Emergency Services[J]. Journal of Counseling Psychology, 2016, 63(4): 429-442.

[59] Alias S N, Ismail M. Antecedents of philanthropic behavior of health care volunteers[J]. European Journal of Training and Development, 2015, 39(4): 277-297.

[60] Funk P. SOCIAL INCENTIVES AND VOTER TURNOUT: EVIDENCE FROM THE SWISS MAIL BALLOT SYSTEM[J]. Journal of the European Economic Association, 2010, 8(5): 1077-1103.

[61] Wang Y. Institutional analysis of community volunteer service organization and incentive[J]. Society, 2003, 1: 9-13.

[62] Zhu Y L. Research on Incentive Mechanism of Volunteer Assistance Service[J]. Disability Research, 2017, 4: 55-60.

[63] Ajzen I. Nature and operation of attitudes[J]. Annual review of psychology, 2001, 52: 27-58.

[64] Schifter D E A, I. Intention, perceived control, and weight loss: an application of the theory of planned behavior[J]. Journal of personality and social psychology, 1985, 49(3): 843-851.

[65] Coyle-Shapiro J A M, Conway N. Exchange relationships: Examining psychological contracts and perceived organizational support[J]. Journal of Applied Psychology, 2005, 90(4): 774-781.

[66] Coyle-Shapiro J A M, Morrow P C, Kessler I. Serving two organizations: Exploring the employment relationship of contracted employees[J]. Human Resource Management, 2006, 45(4): 561-583.

[67] Birch D, Memery J, Kanakaratne M D S. The mindful consumer: Balancing egoistic and altruistic motivations to purchase local food[J]. Journal of Retailing and Consumer Services, 2018, 40: 221-228.

[68] Gim W-S, Jung L W. The Effects of Loving-Kindness & Compassion Meditation on Altruistic Behavior: Focused on the Compassion Motivations[J]. Korean Journal of Meditation, 2019, 19(1): 19-33.

[69] Marston W M. Emotions Of Normal People[M]. Taylor & Francis, 2013.

[70] Slowikowski M K. Using the DISC behavioral instrument to guide leadership and communication[J]. AORN journal, 2005, 82(5): 835-843.

[71] Herzberg F. One more time: how do you motivate employees? 1968[J]. Harvard business review, 2003, 81(1): 87-96.

[72] Bao Y F, Sun,Z,&Xue,Q.H. personality traits of the Tourism Management trainee held over the wishes of the impact study: organizational socialization intermediary role[J]. Journal of Tourism Sciences, 2012, 27(6): 63-72.

[73] Qin S, Ding Y, Yan R. Measles in Zhejiang, China, 2004-2017: Population Density and Proportion of Floating Populations Effects on Measles Epidemic[J]. Health security, 2019, 17(3): 193-199.

[74] Fan X. Floating population health status, problems and countermeasures[J]. Macroeconomic Management, 2019, (04): 42-47.

[75] Yu H Y, Yu L W. Social integration, social support and migrants Holistic Health: An Empirical Analysis of Zhejiang[J]. Zhejiang Social Sciences, 2018, (06): 86-95, 157-158.

[76] Turkson-Ocran R-A N, Nmezi N A, Botchway M O. Comparison of Cardiovascular Disease Risk Factors Among African Immigrants and African Americans: An Analysis of the 2010 to 2016 National Health Interview Surveys[J]. Journal of the American Heart Association, 2020, 9(5): 1-10.

[77] Aragona M, Salvatore M A, Mazzetti M. Is the mental health profile of immigrants changing? A national-level analysis based on hospital discharges in Italy[J]. Annali di igiene : medicina preventiva e di comunita, 2020, 32(2): 157-165.

[78] Tolan N V. Health Literacy and the Desire to Manage One's Own Health[J]. Clinics in laboratory medicine, 2020, 40(1): 1-12.

[79] Guclu O A, Demirci H, Ocakoglu G, et al. Relationship of pneumococcal and influenza vaccination frequency with health literacy in the rural population in Turkey[J]. Vaccine, 2019, 37(44): 6617-6623.

[80] Shuang F X, Yu Y L, Jun Q W. Floating population genital tract infection / STD / AIDS prevalence and risk factors and prevention strategies[J]. Chinese Journal of Reproduction and Contraception, 2017, 37(03): 250-254.

[81] Choi S E, Rush E, Henry S. Health literacy in Korean immigrants at risk for type 2 diabetes[J]. Journal of immigrant and minority health, 2013, 15(3): 553-559.

[82] Anderson A N, Haardorfer R, Holstad M M,. A Path Analysis of Patient and Social-Level Factors on Health Literacy and Retention in Care Among African Americans Living with HIV[J]. AIDS and behavior, 2020, 24(4): 1124-1132.

[83] Na S, Ryder A G, Kirmayer L J. Toward a Culturally Responsive Model of Mental Health Literacy: Facilitating Help-Seeking Among East Asian Immigrants to North America[J]. American journal of community psychology, 2016, 58(1-2): 211-225.

[84] Farrell S J, Dunn M, Huff J. Examining Health Literacy Levels in Homeless Persons and Vulnerably Housed Persons with Mental Health Disorders[J]. Community mental health journal, 2020, 56(4): 645-651.

[85] Andargie N B, Jebena M G, Debelew G T. Effectiveness of Checklist-Based Box System Interventions (CBBSI) versus routine care on improving utilization of maternal health services in Northwest Ethiopia: study protocol for a cluster randomized controlled trial[J]. Trials, 2020, 21(1): 151-159.

[86] Zhu Y P, Yue J L, Li W M. Policy participants, policy formulation and improvement of the medical and health conditions of floating population: the path of the policy network[J]. Public Administration Review, 2014, 7(04): 46-66, 183-184.

[87] Zhang L Y, Cheng X M, Zou Z D. Shanghai Minhang District Foreign Population Health Service Research[J]. China Health Economics, 2006, (07): 45-48.

[88] Li C Y, Chang C, Ji Y. Survey on the utilization and satisfaction of public health services by young floating population[J]. China Health Education, 2012, 28(06): 434-437.

[89] Alves J F d S, Martins M A C, Borges F T. Use of health services by Haitian immigrants in Cuiaba-Mato Grosso, Brazil[J]. Ciencia & saude coletiva, 2019, 24(12): 4677-4686.

[90] National Health and Family Planning Commission of China. China Floating Population Development Report2018[M]. BeiJing: China population press, 2019.

[91] Singh A, Gnanalingham K, Casey A. Quality of Life assessment using the Short Form-12 (SF-12) questionnaire in patients with cervical spondylotic myelopathy: Comparison with SF-36[J]. Spine, 2006, 31(6): 639-643.

[92] Zhang L, Fritzsche K, Liu Y. Validation of the Chinese version of the PHQ-15 in a tertiary hospital[J]. 7Bmc Psychiatry, 2016, 16: 89.

[93] Nettelbladt P, Hansson L, Stefansson C G. Test characteristics of the Hopkins Symptom Check List-25 (HSCL-25) in Sweden, using the Present State Examination (PSE-9) as a caseness criterion[J]. Social psychiatry and psychiatric epidemiology, 1993, 28(3): 130.

[94] Domanska O M, Firnges C, Bollweg T M. Do adolescents understand the items of the European Health Literacy Survey Questionnaire (HLS-EU-Q47): German version? Findings from cognitive interviews of the project "Measurement of Health Literacy Among Adolescents" (MOHLAA) in Germany[J]. Archives of Public Health, 2018, 76(1): 1-14.

[95] Duong T V, Aringazina A, Baisunova G. Measuring health literacy in Asia: Validation of the HLS-EU-Q47 survey tool in six Asian countries[J]. Journal of Epidemiology, 2017, 27(2): 80-86.

[96] Xiaoying Y L C. Jiangxi Social Science[J]. Jiangxi Social Science, 2017, 37(01): 229-235.

[97] Xiaoyan Y J L. The health awareness and utilization of health services of floating population from the perspective of community: Research based on the Pearl River Delta[J]. Journal of public management, 2014, 11(04): 125-135, 144.

[98] Linwei Y. Living and working environment are the key factors affecting the health of migrant workers[J]. Zhejiang Social Sciences, 2016, (5): 75-84, 157.

[99] commission N hafp. China Floating Population Development Report 2016[M]. BeiJing: China population press, 2017.

[100] Altgeld T. Governance-Government Action: Strengthening the Public's Health by more Public Accountability for Health-Results of the Working Group 11 of the Forum Future Public Health, Berlin 2016[J]. Gesundheitswesen (Bundesverband der Arzte des Offentlichen Gesundheitsdienstes [Germany]), 2017, 79(11): 936-939.

[101] Thomson K, Hillier-Brown F, Walton N. The effects of community pharmacy-delivered public health interventions on population health and health inequalities: A review of reviews[J]. Preventive Medicine, 2019, 124: 98-109.

[102] Mockford C, Staniszewska S, Griffiths F. The impact of patient and public involvement on UK NHS health care: a systematic review[J]. International Journal for Quality in Health Care, 2012, 24(1): 28-38.

[103] Bavin L M, Owens R G. Complementary Public Service Announcements as a Strategy for Enhancing the Impact of Health - Promoting Messages in Fictional Television Programs[J]. Health communication, 2018, 33(5): 544-552.

[104] Kobusch A B, Fehr R, Serwe H J. Evaluation of impact on health: a central responsibility of the public health service[J]. Gesundheitswesen (Bundesverband der Arzte des Offentlichen Gesundheitsdienstes (Germany)), 1995, 57(4): 207-213.

[105] Davis T C, Arnold C, Berkel H. Knowledge and attitude on screening mammography among low-literate, low-income women[J]. Cancer, 1996, 78(9): 1912-1920.

[106] Wolf M S, Gazmararian J A, Baker D W. Health literacy and functional health status among older adults[J]. Archives of Internal Medicine, 2005, 165(17): 1946-1952.

[107] Williams M V, Baker D W, Parker R M. Relationship of functional health literacy to patients' knowledge of their chronic disease: A study of patients with hypertension and diabetes[J]. Archives of Internal Medicine, 1998, 158(2): 166-172.

[108] Shun Y Y Z. Research on the health management problems and countermeasures of floating population in the context of Healthy China[J]. Dongyuelun Cong, 2019, 40(6): 52-65.

[109] Zhang J, Lin S, Liang D. Public Health Services Utilization and Its Determinants among Internal Migrants in China: Evidence from a Nationally Representative Survey[J]. International Journal of Environmental Research and Public Health, 2017, 14(9): 1002.

[110] Torres-Cantero A M, Miguel A G, Gallardo CHealth care provision for illegal migrants: may health policy make a difference?[J]. European Journal of Public Health, 2007, 17(5): 483-485.

[111] Shao S, Wang M, Jin G. Analysis of health service utilization of migrants in Beijing using Anderson health service utilization model[J]. Bmc Health Services Research, 2018, 18: 462.

[112] Zhang F, Shi X, Zhou Y. The Impact of Health Insurance on Healthcare Utilization by Migrant Workers in China[J]. International Journal of Environmental Research and Public Health, 2020, 17(6): 1852.

[113] Harris T. Grounded theory[J]. Nursing standard (Royal College of Nursing (Great Britain) : 1987), 2015, 29(35): 37-43.

[114] Charmaz K, Thornberg R. The pursuit of quality in grounded theory[J]. Qualitative Research in Psychology, 2020: 1-23.

[115] Kean S. The Development of Theory in Grounded Theory[J]. Pflege, 2013, 26(6): 431.

[116] Tie Y C, Birks M, Francis K. Grounded theory research: A design framework for novice researchers[J]. Sage Open Medicine, 2019, 7: 1-8.

[117] Corbin J M, Strauss A L. The Basics of Qualitative Research. Techniques and Procedures for Developing Grounded Theory[M]. Newbury Park, : SAGE, 1990.

[118] A thousand words paint a picture: The use of storyline in grounded theory research[J]. Journal of Research in Nursing[J]. 2009, 14(5): 405-417.

[119] Quazi A M, O'Brien D. An Empirical Test of a Cross-national Model of Corporate Social Responsibility[J]. Journal of Business Ethics, 2000, 25(1): 33-51.

[120] Singh A, Gnanalingham K, Casey A. Quality of Life assessment using the Short Form-12 (SF-12) questionnaire in patients with cervical spondylotic myelopathy: Comparison with SF-36[J]. Spine, 2006, 31(6): 639-643.

[121] Zhang L, Fritzsche K, Liu Y. Validation of the Chinese version of the PHQ-15 in a tertiary hospital[J]. Bmc Psychiatry, 2016, 16: 89.

[122] Nettelbladt P, Hansson L, Stefansson C G. Test characteristics of the Hopkins Symptom Check List-25 (HSCL-25) in Sweden, using the Present State Examination (PSE-9) as a caseness criterion[J]. Social psychiatry and psychiatric epidemiology, 1993, 28(3): 130.

[123] Veysey B M, Andersen R, Lewis L. Integration of Alcohol and Other Drug, Trauma and Mental Health Services[J]. Alcoholism Treatment Quarterly, 2005, 22(4): 19-39.

[124] Rustinsyah. The impact of a cement company's CSR programmes on the lifestyles of a rural community: a case study in the Ring 1 area in Tuban, East Java, Indonesia[J]. International Journal of Sustainable Development and World Ecology, 2016, 23(6): 493-503.

[125] Zizek S S, Mulej M. Creating a healthy company by occupational health promotion as a part of social responsibility[J]. Kybernetes, 2016, 45(2): 223-243.

[126] Liu J Y, Shiue W, Chen F H。 A multiple attribute decision making approach in evaluating employee care strategies of corporate social responsibility[J]. Management Decision, 2019, 57(2): 349-371.

[127] Aguinis H, Glavas A. What We Know and Don't Know About Corporate Social Responsibility: A Review and Research Agenda[J]. Journal of Management, 2012, 38(4): 932-968.

[128] Huang G, To W M. Importance-performance ratings of corporate social responsibility practices by employees in Macao's gaming industry[J]. International Journal of Contemporary Hospitality Management, 2018, 30(9): 2870-2887.

[129] Zheng Z, Lian P. Health Vulnerability among Temporary Migrants in Urban China[J]. China Labor Economics, 2006, 46(3): 735-736.

[130] Olawo O, Pilkington B, Khanlou N. Identity-Related Factors Affecting the Mental Health of African Immigrant Youth Living in Canada[J]. International Journal of Mental Health and Addiction, 2019, (4): 1-3.

[131] Fan X. Floating population health status, problems and countermeasures[J]. Macroeconomic Management, 2019, (04): 42-47.

[132] Sorensen K, Brand H. Health Literacy: A Strategic Asset for Corporate Social Responsibility in Europe[J]. Journal of Health Communication, 2011, 16: 322-327.

[133] Bochkareva E V, Kalinina A M, Kopylova G A. The prospective directions of social policy of national companies in the field of population health promotion in Russia[J]. Zdravookhranenie Rossiiskoi Federatsii, 2014, 58(4): 4-8.

[134] Pelletier K R, Klehr N L, McPhee S J. Developing workplace health promotion programs through university and corporate collaboration. A review of the Corporate Health Promotion Research Program[J]. American journal of health promotion : AJHP, 1988, 2(4): 75-81.

[135] Sugita M, Miyakawa M. Role of the Occupational Physician in Corporate Management of Health Risks: An Important Aspect of Corporate Social Responsibility (CSR)[J]. Nihon eiseigaku zasshi. Japanese journal of hygiene, 2016, 71(2): 173-180.

[136] Ortega M I, Sabo S, Gallegos P A. Agribusiness, Corporate Social Responsibility, and Health of Agricultural Migrant Workers[J]. Frontiers in Public Health, 2016, 4: 1-10.

[137] Dixon S M, Searcy C, Neumann W P. Reporting within the Corridor of Conformance: Managerial Perspectives on Work Environment Disclosures in Corporate Social Responsibility Reporting[J]. Sustainability, 2019, 11(14): 3825.

[138] Searcy C, Dixon S M, Neumann W P. The use of work environment performance indicators in corporate social responsibility reporting[J]. Journal of Cleaner Production, 2016, 112: 2907-2921.

## 3. 中文期刊

[1] 宋月萍，张光赢. 中国流动人口慢性病患者公共卫生服务利用现状及其影响因素[J]. 中国公共卫生，2021(2): 1-5.

[2] 祁静，郑笑. 健康对流动人口城市居留意愿的影响研究：基于 2014 年全国流动人口社会融合与心理健康专项数据的分析[J]. 调研世界，2018(4): 32-38.

[3] 梁宏，郭娟娟. 不同类别老年流动人口的特征比较：基于 2015 年国家卫生计生委流动人口动态监测数据的实证分析[J]. 人口与发展，2018, 24(1): 94-108.

[4] 俞林伟，陈小英. 农民工就医向选择及其影响因素的实证分析：基于温州的调查[J]. 江西社会科学，2017, 37(1): 229-235.

[5] 康来云. 获得感：人民幸福的核心坐标[J]. 学习论坛，2016, 32(12): 68-71.

[6] 李利平，王岩. 坚持共享发展：提高全民获得感的对策[J]. 人民论坛，2016(30): 96-97.

[7] 罗小锋，段成荣. 新生代农民工愿意留在打工城市吗：家庭、户籍与人力资本的作用[J]. 农业经济问题，2013, 34(9): 65-71, 111.

[8] 纪颖，袁雁飞，栗潮阳，常春. 流动人口与农村青年人口健康状况及卫生服务利用的比较分析[J]. 人口学刊，2013, 35(2): 90-96.

[9] 袁雁飞，纪颖，蒋莹，曾庆奇，常春. 某市 15～24 岁青年流动人口卫生服务利用及其影响因素[J]. 北京大学学报(医学版)，2012, 44(4): 602-606.

[10] 周成超，楚洁，耿红，等. 社会经济状况对流动人口肺结核病人就诊延迟影响研究[J]. 中国卫生事业管理，2011, 28(7): 554-556.

[11] 李晨，李晓松. 我国流动人口卫生服务利用现状及影响因素[J]. 中国卫生事业管理，2010, 27(6): 422-424.

[12] 郭岩，谢铮. 用一代人时间弥合差距：健康社会决定因素理论及其国际经验[J]. 北京大学学报(医学版)，2009, 41(2): 125-128.

[13] 侯慧丽. 农村流动人口对城市医疗服务的使用与医疗消费分析：基于北京市丰台区农村流动人口的调查[J]. 北京行政学院学报，2007(6): 68-72.

[14] 崔风涛，沈福海，许洁，等. 现场职业健康检查质量控制探讨[J]. 中国卫生标准管理，2020, 11(9): 17-20.

[15] 刘卓. 以习近平新时代中国特色社会主义思想引领健康中国建设：“实施健康中国战略”理论与实践研讨会综述[J]. 中国人口科学，2018(1): 120-125.

[16] 李霜，李涛，任军，等. 我国健康企业建设思路与内容框架[J]. 中国职业医学，2018, 45(6): 665-668.

[17] 王彦斌. 农民工职业健康服务管理的企业社会责任：基于企业战略性社会责任观点的讨论[J]. 思想战线，2011, 37(3): 33-36.

[18] 邓睿. 健康权益可及性与农民工城市劳动供给：来自流动人口动态监测的证据[J]. 中国农村经济，2019(4): 92-110.

[19] 程菲，李树苗，悦中山. 社会经济地位对流动人口心理健康的影响研究：基于户籍分割的视角[J]，中国科学院心理研究所，2015: 51-52.

[20] 杨菊华，王毅杰，王刘飞，等. 流动人口社会融合："双重户籍墙"情境下何以可为？[J]. 人口与发展，2014(3)：2-17，64.

[21] 原光，曹现强. 获得感提升导向下的基本公共服务供给：政策逻辑、关系模型与评价维度[J]，理论探讨，2018(6)：50-55.

[22] 代涛. 我国卫生健康服务体系的建设、成效与展望[J]. 中国卫生政策研究，2019(10)：1-7.

[23] 蔡立辉. 分层次、多元化、竞争式提供医疗卫生服务的公共管理改革及分析[J]. 政治学研究，2009(6)：69-82.

[24] 俞可平. 新移民运动、公民身份与制度变迁对改革开放以来大规模农民工进城的一种政治学解释[J]. 经济社会体制比较，2010(1)：1-11.

[25] 张贤明. 整合碎片化：公共服务的协同供给之道[J]. 社会科学战线，2015(6)：176-181.

[26] 汪锦军. 构建公共服务的协同机制：一个界定性框架[J]. 中国行政管理，2012(1)：18-28.

[27] 唐任伍，赵国钦. 公共服务跨界合作：碎片化服务的整合[J]. 中国行政管理，2012(8)：17-21.

[28] 齐亚强. 我国人口流动中的健康选择机制研究[J]. 人口研究，2012(1)：102-112.

[29] 牛建林. 人口流动对中国城乡居民健康差异的影响[J]. 中国社会科学，2007(3)：46-63.

[30] 翟振武. 社区服务与人口流动：基于京津冀协同发展视角的考察[J]. 西北人口，2015(6)：102-112.

[31] 王健. 中国的迁移与健康：解决流动人口医疗卫生服务政策目标与现实的差距[J]. 公共行政评论，2014(4)：29-45.

[32] 杨菊华. 流动人口健康公平与社会融合的互动机制研究[J]. 中国卫生政策研究，2016(8)：66-84.

[33] 王德文. 女性流动人口计生基本公共服务均等化调查[J]. 中国公共卫生，2015(12)：1663-1666.

[34] 吴笑，魏奇峰，顾新. 协同创新的协同度测度研究[J]. 软科学，2015(7)：45-50.

[35] 汪良兵，洪进，赵定涛，等. 中国高技术产业创新系统协同度[J]. 系统工程，2014(3)：1-7.

[36] 刘英基. 高技术产业技术创新、制度创新与产业高端化协同发展研究：基于复合系统协同度模型的实证分析[J]. 科技进步与决策，2015(1)：66-72.

[37] 罗富政，罗能生. 中国省际政治协同的测度及其对区域经济增长的影响[J]. 经济地理，2016(8)：8-15.

[38] 李虹，张希源. 区域生态创新协同度及其影响因素研究[J]. 中国人口·资源与环境，2016(6)：43-51.

[39] 聂法良. 城市森林协同治理体系的协同度评价指标及应用[J]. 山东农业大学学报(自然科学版)，2015，46(2)：173-179.

[40] 孟庆松，韩文秀. 复合系统协调度模型研究[J]. 天津大学学报，2000(4)：444-446.

[41] 郑功成. 中国农民工问题：理论判断与政策思路[J]. 中国人民大学学报，2006(6)：2-13.

[42] 詹国彬. 公共服务与城镇化质量的关联测度[J]. 政治学研究，2016(4)：113-124，128.

[43] 李放，张兰. 公共产品、政府职责与维护农民工权益[J]. 公共管理学报，2014(4)：29-33，93-94.

[44] 裴圣愚，王莹莹. 重大传染病应对中做好流动人口服务管理工作的循证建议[J/OL]. 民族论坛：1-5[2020-05-06]. https：//doi. org/10. 19683/j. cnki. mzlt. 2020-03-09. 001.

[45] 吴晓，张莹. 新冠肺炎传染病下结合社区治理的流动人口管控[J]. 南京社会科学，2020(3)：21-27.

[46] 赵宏，陈丽娅. 基于 PDCA 循环的高校教学管理流程再造[J]. 现代教育管理，2015(2)：76-80.

[47] 刘伟，梁工谦，胡剑波. 基于 PDCA 循环持续改进的企业设备精益化维修[J]. 现代制造工程，2008(2)：5-8.

[48] 万君，刘馨，服务质量研究的现状及其发展趋势[J]. 现代管理科学，2005(5)：65-66.

[49] 黄耀杰，徐远. 服务质量的定义及内涵界定[J]. 武汉理工大学学报，2008(2)：165-168.

[50] 容志. 公共服务监督体系的逻辑建构：决策、过程与绩效[J]. 中国行政管理，2014(9)：37-40.

[51] 聂欢欢，潘引君，孙炜，等. 上海市流动老人自评健康状况：基于2015年全国流动人口动态监测调查的数据分析[J]. 上海交通大学学报(医学版)，2017，37(1)：98-101.

[52] 沈纪. 留守和流动对儿童健康的影响：基于儿童健康综合测量的一项研究[J]. 江苏社会科学，2019(1)：80-90.

[53] 孙晓红，韩布新. 国内外流动儿童青少年心理健康状况研究：基于CiteSpace的可视化分析[J]. 中国青年研究，2018(12)：67-73.

[54] 朱琳，王筱婧. 城市流动人口基本公共卫生服务均等化与精准脱贫研究[J]. 北方民族大学学报(哲学社会科学版)，2019(5)：54-59.

[55] 黄小微，许军，吴伟璇等. 珠江三角洲新生代农民工亚健康状况调查及影响因素研究[J]. 中国全科医学，2017，20(1)：95-103.

[56] 李升，黄造玉. 超大城市流动老人的主观健康状况及其影响因素[J]. 深圳大学学报(人文社会科学版)，2018，35(5)：98-104.

[57] 王彦斌. 协同共治：职业健康服务与企业社会责任[J]. 深圳大学学报(人文社会科学版)，2017，34(5)：93-98.

[58] 樊晶光，王雪涛，王海椒，等. 83家井工煤矿在岗农民工尘肺病现状调查及预防对策研究[J]. 中国安全生产科学技术，2017，13(8)：188-192.

[59] 蒋莹，曾庆奇，纪颖，等. 建筑工地流动人口健康素养与企业卫生服务利用率调查[J]. 中华预防医学杂志，2015，49(1)：36-40.

[60] 段成荣，刘涛，吕利丹. 当前我国人口流动形势及其影响研究[J]. 山东社会科学，2017(9)：63-69.

[61] 谢宝富. 城乡接合部流动人口属地化服务问题研究：以北京市城乡接合部为例[J]. 北京联合大学学报(人文社会科学版)，2013，11(1)：117-122.

[62] 丁群晏，林闽钢. 我国流动人口居住地的社会服务管理[J]. 东岳论丛，2013，34(7)：15-19.

[63] 王瑜，武继磊. 京津冀协同发展视角下北京流动人口管理政策综述分析[J]. 人口与发展，2015，21(5)：34-46.

[64] 李晓燕. 社会政策视阈下流动人口健康服务路径再构[J]. 甘肃行政学院学报，2017(3)：68-77，127.

[65] 王鸿儒，成前，倪志良. 卫生和计划生育基本公共服务均等化政策能否提高流动人口医疗服务利用[J]. 财政研究，2019(4)：91-101.

[66] 段丁强，应亚珍，周靖. 促进我国流动人口基本公共卫生服务均等化的筹资机制研究[J]. 人口与经济，2016(4)：34-44.

[67] 祝仲坤，郑裕璇，冷晨昕，等. 城市公共卫生服务与农民工的可行能力：来自中国流动人口动态监测调查的经验证据[J]. 经济评论，2020(3)：54-68.

[68] 石郑. 流动人口健康自评状况及影响因素分析[J]. 江汉学术，2020，39(2)：17-28.

[69] 王晓霞. 流动人口基本公共卫生服务均等化问题探究[J]. 天津行政学院学报，2017，19(3)：2，3-7.

[70] 任洁，江求川，史璇. 城市基本卫生服务获得对农业流动人口留城意愿的影响[J]. 人口与发展，2020，26(4)：14-25.

[71] 杨菊华. 流动人口(再)市民化：理论、现实与反思[J]. 社会科学文摘，2019(7)：53-55.

[72] 王培刚，陈心广. 社会资本、社会融合与健康获得：以城市流动人口为例[J]. 华中科技大学学报(社会科学版)，2015，29(3)：81-88.

[73] 晏月平，郑依然. 健康中国背景下流动人口健康管理问题及对策研究[J]. 东岳论丛，2019，40(6)：52-65.

[74] 张劲柏，陈银海，傅晓宁. 大力推进大健康理念下的健康文化建设[J]. 2018，27(4)：446 - 448.

[75] 王彦斌，李云霞. 制度安排与实践运作：对企业职业健康服务社会责任的社会学思考[J]. 江海学刊，2014(2)：85-94.

[76] 刘国恩，William H. Dow，傅正泓，John Akin. 中国的健康人力资本与收入增长[J]. 经济学(季刊)，2004(4)：101-118.

[77] 路艳娥，陈翔. 企业员工健康权的缺失与构建探析：以"富士康跳楼事件"为例[J]. 生产力研究，2011(8)：5-6.

[78] 张开宁，田丽春，邓睿，等. 流动人口生殖健康权利意识及影响因素分析[J]. 中国公共卫生，2008(1)：97-98.


## 4. 学位论文

[1] 李辉. 论协同型政府[D]. 吉林大学博士论文，2010(4)：45.

[2] 刘光荣. 政府协同治理实施与效率分析[D]. 华中师范大学博士论文，2008(4)：12.


## 5. 报纸析出文献

肖子华. 提升流动人口治理效能当加速[N]. 健康报，2020-03-23(5).


## 6. 网络文献

[1] 中央应对新型冠状病毒感染肺炎传染病工作领导小组关于在有效防控传染病的同时积极有序推进复工复产的指导意见. [EB/OL]. (2020-04-09). http://www.gov.cn/zhengce/content/2020-04/09/content_5500698.htm.

[2] 民政部、国家卫生健康委关于印发《新冠肺炎传染病社区防控与服务工作精准化精细化指导方案》的通知. [EB/OL].(2020-04-14). http://www.gov.cn/zhengce/zhengceku/2020-04/16/content_5503261.htm.

[3] 关于有效应对新冠肺炎传染病影响切实加强地方财政"三保"工作的通知.[EB/OL].(2020-03-04). http://www.gov.cn/zhengce/zhengceku/2020-03/04/content_5486914.htm.

[4] 国家卫生健康委员会. 2017 流动人口与户籍人口卫生服务享用 8 城市专项调查[EB/OL]. https://www.ncmi.cn/ phda/dataDetails.do?id=53e1228c-625b-3de8-9a41-87476902d667.

[5] 国家卫生健康委员会. 关于推进健康企业建设的通知[EB/OL]. (2019-11-06). http://www.gov.cn/xinwen/2019-11/06/content_5449215.htm.

[6] 美通社. 英特尔中国发布 2018—2019 年度企业社会责任报告[EB/OL]. (2019-11-22). http://finance.sina.com.cn/stock/relnews/us/2019-11-22/doc-iihnzahi2726699.shtml.

[7] 美通社. 英特尔中国发布 2018—2019 年度企业社会责任报告[EB/OL]. (2019-11-22). http://finance.sina.com.cn/stock/relnews/us/2019-11-22/doc-iihnzahi2726699.shtml.


## 6. 研究报告

[1] WHO. Integrated health services: what and why? [R]. Geneva，2008.

[2]    Xiang B. Migration and Health in China: Problems, Obstacles and Solutions[R]. Head quaters at asia research institute: National Universtity of Singa-pore, 2004.

[3]    United Nations Department of Economics and Social Affairs/Population Division. International migration report 2019[R]. 2019.

# 后　　记

　　流动人口卫生服务供给在时间上涉及五个连续阶段(迁移前阶段、迁移阶段、迁入地阶段、滞留阶段、返乡阶段)，在空间上涉及不同利益、不同资源、不同主体及不同部门。要完成流动人口卫生服务协同供给的操作性界定，既需要在决策层面根据流动人口个体、群体及卫生服务的特性将健康优先纳入决策中，又需要在生产层面解决协同生产的动力、能力、责任及保障等结构变量的互动问题，更需要运用协同度模型、结构方程、地理分析系统等先进研究工具对卫生服务协同生产的有效性进行检验。本书兼具规范研究与实证研究的特点，所讲的理念和方法是协同供给所必需的基础性前提，依照此类研究设计所展开协同机理及策略研究可以拓宽已有关于流动人口卫生服务供给研究的范围。

　　本书得到了国家社科基金项目[健康中国战略下流动人口卫生服务协同供给研究(17BZZ054)]的支持，所有章节均由于海燕撰写。此外，感谢项目组俞林伟、陈小英、何迎花、杜平、李晓东、于瑞强、梅琨等同志的精诚合作，感谢温州医科大学各位领导和同人，温州大学王勇同志及华南理工大学文宏同志对项目研究和本书写作给予的支持，在此一并致谢。

　　清华大学出版社的编辑非常认真地审读和编校了本书，特别感谢他们极为严谨的治学态度和极富效率的工作精神。

于海燕

2022 年 4 月 15 日